**PFLEGE
LEICHT**

Susanne Danzer | Anke Bültemann

100 neue Fragen zur Wundbehandlung

- Aktuelles Wissen kennen
- Moderne Wundbehandlung
- Qualitativ hochwertig pflegen

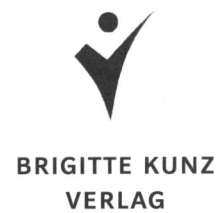

**BRIGITTE KUNZ
VERLAG**

Die Autorinnen:
Susanne Danzer ist examinierte Krankenschwester, Pflegetherapeutin Wunde ICW e.V., zertifizierte Wundexpertin ICW e.v., geprüfte Wundberaterin AWM®, Pain Nurse, Pain Nurse Plus, Registrierte beruflich Pflegende (RbP), Mentorin, Praxisanleiterin und Peer-Tutorin Kinaestetics®.

Anke Bültemann ist examinierte Kinderkrankenschwester und Pflegeexpertin für chronische Wunden. 2002 war sie von pflegerischer am Aufbau eines Wundzentrums in der Asklepios Klinik Harburg (Hamburg) beteiligt und ist weiterhin dort tätig. Sie ist ehrenamtlich im Vorstand der ICW e.V. und Mitglied des Wundzentrum Hamburg e.V.

Bibliografische Information der Deutschen Nationalbibliothek
Die Deutsche Nationalbibliothek verzeichnet diese Publikation in der Deutschen Nationalbibliografie; detaillierte bibliografische Daten sind im Internet über http://dnb.ddb.de abrufbar.

ISBN 978-3-89993-467-0 (Print)
ISBN 978-3-8426-8431-7 (PDF)

© 2013 Schlütersche Verlagsgesellschaft mbH & Co. KG,
Hans-Böckler-Allee 7, 30173 Hannover

Alle Rechte vorbehalten. Das Werk ist urheberrechtlich geschützt. Jede Verwertung außerhalb der gesetzlich geregelten Fälle muss vom Verlag schriftlich genehmigt werden. Die im Folgenden verwendeten Personen- und Berufsbezeichnungen stehen immer gleichwertig für beide Geschlechter, auch wenn sie nur in einer Form benannt sind. Ein Markenzeichen kann warenrechtlich geschützt sein, ohne dass dieses besonders gekennzeichnet wurde.

Reihengestaltung: Groothuis, Lohfert, Consorten | glcons.de
Satz: PER Medien+Marketing GmbH, Braunschweig
Druck: Druck Thiebes GmbH, Hagen

INHALT

Vorwort 8

Geleitwort 9

1 Chronische Wunden 10
1. Frage: Was versteht man unter einer Artefaktwunde? 10
2. Frage: Wie entsteht ein Ulcus cruris venosum? 10
3. Frage: Wie entsteht ein Ulcus cruris arteriosum? 11
4. Frage: Wann spricht man von einem Diabetischen Fußsyndrom? 11
5. Frage: Welche Anzeichen deuten auf Schädigungen am Fuß
   beim Diabetiker hin? 11
6. Frage: Was ist eine prätibiale Läsion? 12
7. Frage: Was sind die Ursachen für postoperative Wundheilungsstörungen? 12
8. Frage: Wie erkenne ich eine Wunde, die durch eine Mykose
   entstanden ist? 13
9. Frage: Wie kommt es zu der dünnen Haut bei einem Patienten mit pAVK? 13
10. Frage: In welche Stadien lassen sich Strahlenschäden einteilen? 13
11. Frage: Sind Wunden in der Analfalte als Dekubitus einzuschätzen? 14
12. Frage: Was versteht man unter einer Feuchtigkeitsläsion
    (auch feuchtigkeitsbedingte Läsion)? 15
13. Frage: Welches sind die häufigsten durch Autoimmunerkrankungen
    ausgelösten Ulcerationen der Haut? 15
14. Frage: Wie wird ein Gangrän definiert? 17

2 Wundheilung 18
15. Frage: Was passiert während der physiologischen Wundheilungsphasen? 18
16. Frage: Welche Faktoren beeinflussen die Wundheilung negativ? 20
17. Frage: Was sind Anzeichen für eine gestörte Wundheilung? 23
18. Frage: Welche Komplikationen können bei einer chronischen Wunde
    auftreten? 23
19. Frage: Was bedeutet »Wundruhe«? 24
20. Frage: Warum heilen Wunden bei Patienten mit einem gestörten
    Immunsystem schlechter? 24
21. Frage: Warum heilen bei Patienten mit gerinnungshemmenden Mitteln
    wie Marcumar®, Aspirin® oder Heparin die Wunden schlechter? 24
22. Frage: Warum wirkt Cortison wundheilungshemmend? 25

23. Frage: Warum bildet sich kein Granulationsgewebe
über Metallimplantaten? 25
24. Frage: Was können neben einer Infektion noch Ursachen
für eine vermehrte Exsudation sein? 25
25. Frage: Was versteht man unter einer Narbenhypertrophie? 26
26. Frage: Was ist eine Narbenkontraktur? 26
27. Frage: Was ist ein Keloid? 26

3 Wundbeurteilung 27
28. Frage: Welches sind Kriterien zum Wundassessment
nach dem Expertenstandard? 27
29. Frage: Wie funktioniert das Auslitern einer Wunde
zur Größenbestimmung? 32
30. Frage: Wie kann ich Eiter von Fibrin unterscheiden? 32
31. Frage: Welche Methode kann ich außer dem Fingertest noch
zur Feststellung eines Dekubitus Kategorie 1 EPUAP benutzen? .. 33
32. Frage: Was ist bei der Einteilung eines Dekubitus in eine Kategorie
zu beachten? 33

4 Wunddokumentation 34
33. Frage: Warum ist eine Wunddokumentation sinnvoll? 34
34. Frage: Ist der Begriff »Ulcus cruris« aussagekräftig? 34

5 Wundinfektion 35
35. Frage: Wie ist die Abstufung für die Keimbesiedelung von Wunden? ... 35
36. Frage: Wie zeigt sich eine kritische Kolonisation? 35
37. Frage: Ist Schmerz immer ein sicheres Infektionszeichen? 36
38. Frage: Treten bei jedem Betroffenen immer alle Infektionszeichen
bei einer Wundinfektion auf? 36
39. Frage: Warum hat nicht jeder Patient mit einer Wundinfektion
eine Leukozytose? 37
40. Frage: Was ist ein Biofilm? 37
41. Frage: Was bewirkt ein Biofilm auf der Wunde? 37
42. Frage: Wie sollte gegen einen Biofilm in der Wunde vorgegangen werden? 38
43. Frage: Was versteht man unter einem Eiweißfehler
bei einem Antiseptikum? 38
44. Frage: Hat Octenisept® einen Eiweißfehler? 38
45. Frage: Wirkt Octenisept® zytotoxisch? 39
46. Frage: Hat Silber einen Eiweißfehler? 39

47. Frage: Kann nach einer Spülung mit Octenisept® ein Silberverband angelegt werden?	39
48. Frage: Welchen Effekt haben kalte Spüllösungen bei infizierten Wunden?	39
49. Frage: Gibt es verschiedene Jodarten?	40
50. Frage: Sollte bei der Spülung einer infizierten Wunde Schürze/Schutzkittel und Mundschutz getragen werden?	40

6   Wundbehandlung … 41

51. Frage: Wer sollte zu einem therapeutischen Team rund um einen Patienten mit einer Wunde gehören?	41
52. Frage: Wie wird ausgewählt, welche Débridement-Art für einen Patienten geeignet ist?	41
53. Frage: Warum soll kein »scharfer Löffel« zum Débridement benutzt werden?	42
54. Frage: Sollen Nekrosen bei infizierten Wunden immer sofort entfernt werden?	42
55. Frage: Warum sollte bei größeren Wunden Ringer®-Lösung zur Spülung bevorzugt werden?	43
56. Frage: Welche Kriterien sollten Wundspüllösungen erfüllen?	43
57. Frage: Wie lange darf man enzymatische Wundreiniger einsetzen?	43
58. Frage: Was versteht man unter einer Unterdruck- oder Vakuumtherapie?	44
59. Frage: Was für einen Effekt hat die Unterdruck- oder Vakuumtherapie? Wie wirkt sie?	44
60. Frage: Welche Unterdrucktherapien werden derzeit von den Herstellern angeboten?	45
61. Frage: Was ist ein »Wundschrittmacher« und wie wirkt er?	46
62. Frage: Welche wundbezogenen Informationen zum Patienten sollten in der Überleitung stationär-ambulant sowie ambulant-stationär ausgetauscht werden?	47
63. Frage: Benötigt eine Wunde noch eine Abdeckung mit einem Verband, sobald sie epithelisiert ist?	48
64. Frage: Wie schütze ich eine freiliegende Sehne am besten vor dem Austrocknen?	49
65. Frage: Warum sollten keine Fußbäder bei Wunden im Fußbereich gemacht werden?	49
66. Frage: Wie gut wirken systemische Antibiotika in einer Wunde bei einem Patienten mit einer pAVK (periphere arterielle Verschlusskrankheit)?	49

67. Frage: Was kann man bei Wunden tun, die durch eine Mykose entstanden sind? 50
68. Frage: Wie viel Eiweiß sollte ein Patient mit einer chronischen Wunde täglich erhalten? 50
69. Frage: Was begünstigt die Entstehung von Varizen? 51
70. Frage: Welche Kompressionsklassen gibt es? 52
71. Frage: Gibt es spezielle Kompressionsstrümpfe zur Therapie eines Ulcus cruris venosum? 53
72. Frage: Welche Materialien finden bei der Kompressionstherapie Anwendung? 53
73. Frage: Was sind die Vor- und Nachteile von Mehrlagenkompression? ... 54
74. Frage: Was macht ein Homecare-Unternehmen? 55

7 Wundauflagen / Verbandstoffe 56
75. Frage: In was für Kategorien lassen sich Verbandstoffe einteilen? 56
76. Frage: Was für Verbandstoffarten gibt es für die moderne Wundversorgung? 57
77. Frage: Sind alle Schaumverbände gleich in ihrer Struktur? 67
78. Frage: Welcher Schaumverband gehört zu welcher Unterteilung? 68
79. Frage: Wann wird welcher Schaum eingesetzt? 69
80. Frage: Wie wirken Kollagenprodukte auf die Wundheilung? 69
81. Frage: Wie wendet man Kollagen richtig an? 70
82. Frage: Wie wirkt Honig in der Wunde? 70

8 Wundpflege 71
83. Frage: Was ist ein Ablenkungsverband und wie wird er angelegt? 71
84. Frage: Sind Patienten mit Wunden am Bein/den Beinen grundsätzlich als sturzgefährdet anzusehen? 71
85. Frage: Auf was muss ich bei der Stumpfpflege nach einer frischen Amputation achten? 72
86. Frage: Was passiert, wenn Zinkpaste in eine Wunde kommt? 72

9 Tumorwunden 73
87. Frage: Was sind die häufigsten Ursachen für Tumorwunden? 73
88. Frage: Was sind die häufigsten auftretenden Probleme bei Patienten mit Tumorwunden? 73
89. Frage: Was muss ich bei der Wundbehandlung von Tumorwunden beachten? 74
90. Frage: Was kann ich bei Tumorblutungen tun? 75
91. Frage: Was kann ich bei riechenden Tumorwunden tun? 76

| 10 | Schmerz | 79 |

92. Frage: Warum ist eine regelmäßige Schmerzerfassung
in der Wundversorgung wichtig? 79
93. Frage: Was sind mögliche Ursachen für Wundschmerzen?
Wie lässt sich Wundschmerz unterscheiden? 79
94. Frage: Was für Strategien zur Schmerzvermeidung
in der Wundversorgung gibt es? 80
95. Frage: Wie wirkt EMLA® Creme? 81
96. Frage: Wann setze ich EMLA® ein? 81
97. Frage: Wie setze ich EMLA® Creme richtig ein? 81

| 11 | Patientenverhalten | 83 |

98. Frage: Was müssen Patienten mit einem Diabetes mellitus bei der
Fußpflege beachten? 83
99. Frage: Warum ist es wichtig, Verhornungen an den Wundrändern
abzutragen? 84
100. Frage: Was müssen Patienten mit arteriellen Durchblutungsstörungen
beachten? 84

Literatur 86

Nützliche Adressen im Internet 88

Register 89

VORWORT

Bei der Behandlung von Menschen mit chronischen Wunden treten immer wieder Fragen und Unsicherheiten auf.

Mit diesem Buch wollen wir diejenigen unterstützen, Antworten und Hilfe bieten, die mit der Versorgung von Betroffenen betraut sind.

Die Fragen wurden an uns in Kursen, Seminaren, Schulungen und Kongressen herangetragen. Wir haben sie zusammen gestellt und möchten nun 100 von ihnen in diesem Buch beantworten – mit dem Wissen und den Erfahrungen, das wir aus unserer jahrelangen alltäglichen Praxis gewonnen haben.

Bedanken möchten wir uns bei PD Dr. med. Gunnar Riepe aus Boppard für seine Unterstützung. Als erfahrener Wundarzt stand er uns mit Rat und Tat zur Seite.

Wir hoffen sehr, dass Ihnen dieses Buch in Ihrem Arbeitsalltag hilfreich ist und würden uns freuen, wenn es Ihnen gefällt.

Januar 2013   Susanne Danzer, Anke Bültemann

GELEITWORT

Die Expertenmeinung ist ein wesentlicher, wenn auch oft noch verkannter Teil der medizinischen Evidenz. Gerade bei dem von so vielen Faktoren abhängigen Krankheitsbild der chronischen Wunde steigt das Gewicht der Expertenmeinung gegenüber der Aussagekraft statistischer Auswertungen.
 Wie wird man Wundexperte? Theoretische Fortbildungen helfen, aber machen einen genauso wenig zum Experten wie der Theorieunterricht in der Fahrschule jemanden zu einem guten Autofahrer macht. Wunderfahrung erhält man durch praktisches Arbeiten und durch die Fähigkeit, das was man macht hinterfragen zu können. Haben wir die Zeit und den Mut immer Fragen zu stellen? Wo finden wir auf unsere Fragen Antworten? Mit wem können wir diskutieren?
 Dieses Buch ersetzt beileibe nicht eine zwischenmenschliche Diskussion. Es ist eine wertvolle Sammlung von einfachen Fragen aus dem Alltag. Fragen, die man schon kennt, oder die man sich noch nie gestellt hat. Diese Fragen werden von den Autorinnen, beide Expertinnen in der Behandlung von Menschen mit chronischen Wunden, beantwortet. Damit liefern sie uns, wie in einer Sammlung von Kurzgeschichten, zahlreiche Anregungen zu Diskussionen. Diese benötigen wir, um als Praktiker, Anfänger und Fortgeschrittene weiter als Experte zu reifen.
 Nimmt man sich die Zeit in den neuen 100 Fragen zu stöbern, so findet sicher jeder die ein oder andere Anregung für seinen Alltag im Dschungel der Wundbehandlung.

PD. Dr. med. Gunnar Riepe
»Wundarzt aus Boppard«,
Chefarzt des Zentrums für Gefäßmedizin und Wundbehandlung,
Stiftungsklinikum Mittelrhein GmbH

1 CHRONISCHE WUNDEN

1. Frage: Was versteht man unter einer Artefaktwunde?

Artefaktwunden sind Wunden, die der Patient sich selbst zufügt und durch Manipulation erhält und somit eine Abheilung verhindert.

Zumeist sind die Ursachen für solche Wunden im psychischen Bereich zu suchen. Häufig sind jüngere Menschen betroffen. Deshalb sollte bei der Behandlung neben einer lokalen Therapie auch eine psychologische/psychiatrische Betreuung durchgeführt werden.

Immer wieder kann es nötig werden, die Wunden für den Patienten unzugänglich zu machen, indem z. B. ein Gipsverband angelegt wird.

2. Frage: Wie entsteht ein Ulcus cruris venosum?

Bei einem Ulcus cruris venosum handelt es sich um das schwerste Symptom der chronisch venösen Insuffizienz (CVI). Es kommt zu einer Stoffwechselstörung der Cutis und Subcutis und schließlich zum Untergang von Gewebe. Dieser wird verursacht, da die Venen das Blut nicht abtransportieren können. Es kommt so zu einem erhöhten Druck in den Venen, dadurch stellen sich die Gefäßwände weit, Erythrozyten treten aus und lagern sich in der Dermis ab, wo sie eine braune Verfärbung hinterlassen (Hämosiderose).

Die häufigste Lokalisation für ein Ulcus cruris venosum ist oberhalb des Innenknöchels. Es kann jedoch auch an anderen Stellen des Unterschenkels auftreten.

Die beste Prophylaxe eines Ulcus cruris venosum ist eine adäquate Kompressionstherapie mittels angepasstem Kompressionsstrumpf, um den venösen Rückfluss und den Gewebsstoffwechsel zu verbessern.

Basistherapie eines Ulcus cruris venosum ist immer eine Kompressionstherapie.

3. Frage: Wie entsteht ein Ulcus cruris arteriosum?

Ein Ulcus cruris arteriosum entsteht durch den Abbruch der Blutversorgung in der arteriellen Endstrombahn, meist aufgrund einer Arteriosklerosis obliterans der großen und mittleren Gefäße. Es kommt zu einem Gewebsuntergang, einer Nekrose und zur Entstehung einer Wunde, dem Ulcus cruris arteriosum.

Die häufigsten Stellen arterieller Ulcera am Fuß sind die Endglieder der Zehen und Nägel, der jeweilige Bereich des Nagelbettes sowie die Köpfchen der Metatarsale I und II (Mittelfußknochen).

4. Frage: Wann spricht man von einem Diabetischen Fußsyndrom?

Mit dem Überbegriff Diabetisches Fußsyndrom werden krankhafte Veränderungen am Fuß bei Patienten mit Diabetes mellitus bezeichnet (auch »diabetischer Fuß«). Bei den Veränderungen handelt es sich um Verformungen und Überwärmungen des Fußes – auch ohne äußere Verletzungen, Ödeme, umschriebene Rötungen, Wunden, Narben und alle Infektionszeichen.

5. Frage: Welche Anzeichen deuten auf Schädigungen am Fuß beim Diabetiker hin?

Neuropathieformen
Sensorisch: Hierunter versteht man den Verlust der Sensibilität der Nervenfasern, was zu einer mangelhaften bis schließlich fehlenden Wahrnehmung von Reizen, wie z.B. Reibung/Druck durch Schuhwerk oder Temperaturschwankungen führt. Der Patient hat eine reduzierte Schmerzwahrnehmung. Auch eine vorhandene Wunde am Fuß wird nicht wahrgenommen.

Autonom: Bei dieser Form kommt es zu einer verminderten Schweißbildung, wodurch trockene, rissige Haut entsteht. Da die nervale Regulation der Gefäßengstellung betroffen ist (Funktion des Sympatikus), führt dies zu einer Steigerung der Durchblutung und somit zu warmen Füßen auch bei niedrigen Temperaturen.

Motorisch: Durch die Fehlfunktion der motorischen Nerven zur Fußbewegung kommt es zur eingeschränkten Beweglichkeit des Sprunggelenks und somit zur Druckerhöhung auf die Fußsohle. Die motorische Neuropathie zeigt sich durch die Verformung des Fußes und der Zehen (Krallenzehen, Hammerzehen). Der Patient leidet unter Ganganomalien und ist deutlich sturzgefährdet.

Durchblutungsstörungen
- Kalte Füße
- Dünne, pergamentartige, blasse Haut
- Druckstellen (rötliche Verfärbungen die sich nicht wegdrücken lassen)
- Wadenschmerzen beim Gehen, Linderung durch Stehenbleiben

6. Frage: Was ist eine prätibiale Läsion?

Prätibiale Läsionen finden sich vorwiegend bei älteren Menschen im Bereich der Unterschenkel in der Nähe der Tibia oder über der Tibia. Es handelt sich um eine traumatische Wunde.

Die häufigste Wundursache ist das Anstoßen an z. B. Möbelstücken, Gehhilfen oder sonstigen Kanten. Dabei kommt es aufgrund der dünnen Haut und der Kapillarbrüchigkeit bei älteren Menschen zu Einblutungen. Diese Einblutungen ins Gewebe bewirken Gewebsschädigungen und schließlich die Ulceration der Haut.

Die Traumata heilen aufgrund der schlechten Zellteilungsrate und der reduzierten Hauternährung und -durchblutung bei älteren Menschen schlechter ab.

7. Frage: Was sind die Ursachen für postoperative Wundheilungsstörungen?

Zu den Ursachen für postoperative Wundheilungsstörungen gehören Infektionen, Hämatome, Serome und Ödeme. Weitere Ursachen können ein zu frühes Entfernen von Nahtmaterial, eine Allergie auf das verwendete Nahtmaterial sowie eine verzögerte Wundheilung aufgrund von Medikamenten sein.

8. Frage: Wie erkenne ich eine Wunde, die durch eine Mykose entstanden ist?

Wunden, die durch eine Mykose entstanden sind, haben häufig mazerierte, erhabene Wundränder, die Haut löst sich ab. Zudem betreffen diese Wunden zumeist nur die Epidermis. Die Papillen der Dermis bleiben sichtbar und unverletzt. Die Wunden sind in der Regel mit einem weißlich festsitzenden Belag bedeckt, der sich nicht entfernen lässt.

Die Patienten klagen zumeist über ein Jucken und Brennen an den betroffenen Stellen.

Zumeist lässt sich eine Verfärbung der Haut erkennen, die sich nach Abheilung und im Laufe von Wochen langsam zurückbildet.

Sehr häufig treten diese Wunden bei immunabwehrgeschwächten Menschen auf, etwa bei onkologischen Patienten, Personen mit einer systemischen Infektion, intensivpflichtigen Patienten, immunsuppremierten Patienten und Menschen mit Autoimmunerkrankungen in akuten Schüben und bei Antibiotikatherapie.

Wunden mykotischer Ursachen sind am häufigsten im Anal- und Sakrumbereich und in Hautfalten zu finden.

9. Frage: Wie kommt es zu der dünnen Haut bei einem Patienten mit pAVK?

Die Haut bei einem Patienten mit einer peripheren arteriellen Verschlusskrankheit (pAVK) ist aufgrund der schlechten Durchblutungssituation mangelernährt. Es gelangen keine ausreichenden Nährstoffe und Sauerstoff in diese Bezirke. Die Zellteilung und der Hautaufbau sind deshalb gestört. Die Haut ist dünn, porös, kühl und reißt schon bei geringer Krafteinwirkung.

10. Frage: In welche Stadien lassen sich Strahlenschäden einteilen?

Ob und wie ausgeprägt Strahlenschäden auftreten, hängt von der Strahlendosis, der Bestrahlungsdauer und der Hautbeschaffenheit des Betroffenen ab.

Die Strahlenschäden lassen sich wie folgt unterscheiden:

Früherythem
Es kommt direkt nach der Bestrahlung zu einer leichten Hautrötung, anschließendem lokalen Haarausfall, Abschuppung der Haut und leichter Hyperpigmentierung. Dieses Stadium ist voll reversibel.

Dermatitis erythematodes
Die Symptome treten wie bei einer akuten Hautentzündung mit Ödemen, Spannungsgefühl und Schmerzen der Haut auf. Vorübergehender Haarausfall und Hyperpigmentierung können als Spätschäden auftreten.
Ab einer Strahlendosis von 6 Gy (Gray) bzw. 600 rd (Rad).

Dermatitis bullosa
Es entstehen nicht nur Verbrennungen 2. Grades, sondern auch blasige Abhebungen der Epidermis sowie starke Erytheme. Es kommt zu einer dauerhaften Schädigung der Haut, wobei die betroffenen Hautkapillaren atrophisch werden. Haare und Talgdrüsen können nicht mehr regeneriert werden.
Ab einer Strahlendosis von 8–10 Gy (Gray) bzw. 800–1000 rd (Rad).

Dermatitis gangraenosa
Dabei handelt es sich um Gewebe, das einer hohen Strahlendosis ausgesetzt wurde und nekrotisch geworden ist. Diese Strahlenulcera sind schwer zu therapieren und haben eine sehr schlechte bzw. keine Heilungstendenz. Zudem können sich daraus maligne Hauttumoren entwickeln.

11. Frage: Sind Wunden in der Analfalte als Dekubitus einzuschätzen?

Bei Wunden in der Analfalte handelt es sich in der Regel nicht um einen Dekubitus, sondern um eine Wunde, die aufgrund von zu viel Feuchtigkeit entstanden ist (siehe Frage 12). Der Schwerpunkt des Körpers liegt am Sakrum, sodass bei einem Patienten, der auf dem Rücken liegt, dort der größte Druck einwirkt und nicht auf den Analbereich und die Analfalte. Ausnahme kann das Verwenden von Sitzringen sein, die bei Verrutschen Druck in diesem Bereich ausüben können.

12. Frage: Was versteht man unter einer Feuchtigkeitsläsion (auch feuchtigkeitsbedingte Läsion)?

Bei einer Feuchtigkeitsläsion handelt es sich um eine Wunde, die nicht aufgrund von Druck oder Scherkräften entstanden ist. Bei der Entstehung muss Feuchtigkeit vorhanden sein, z. B. durch Urin, Diarrhöe oder starkes Schwitzen. Die Feuchtigkeit führt – wenn sie über eine gewisse Zeit auf der Haut verbleibt und dadurch einwirken kann – zu einem Aufweichen der obersten Hautschicht.

Feuchtigkeitsläsionen sind zumeist oberflächlich (teilweiser Hautverlust), können sich aber beträchtlich im Umfang und in der Tiefe vergrößern, falls sie sich infizieren. Es lassen sich bei diesen Wunden keine Nekrosen finden. Sie besitzen oft diffuse oder unregelmäßige Wundränder, die Epidermis ist mazeriert und/oder eingerissen.

Bei Läsionen, die in der Analfalte liegen, auf diese beschränkt sind und eine lineare Form haben, handelt es sich in der Regel um eine Feuchtigkeitsläsion und nicht um einen Dekubitus. Liegen Rötungen und Hautirritationen im Analbereich vor, handelt es sich in der Regel um eine Feuchtigkeitsläsion infolge von Kontakt mit Stuhlgang.

Feuchtigkeitsbedingte Läsionen in Hautfalten entstehen durch eine Kombination von Feuchtigkeit und Reibung.

Feuchtigkeitsläsionen werden oft fälschlicherweise als Dekubitus bezeichnet.

Wichtig ist, die Wunde vor einem weiteren Kontakt mit der Feuchtigkeit zu schützen, um sie so zur Abheilung zu bringen. Deshalb sollten Verbände benutzt werden, die semipermeabel sind und keine Feuchtigkeit/Flüssigkeit nach innen dringen lassen.

13. Frage: Welches sind die häufigsten durch Autoimmunerkrankungen ausgelösten Ulcerationen der Haut?

Die häufigsten Autoimmunerkrankungen, die Ulcerationen der Haut auslösen können sind:
- Pyoderma gangraenosum
- Vaskulitis
- Sklerodermie

Bei einer **Pyoderma gangraenosum** handelt es sich um ein chronisches, herdförmiges Hautgeschwür unbekannter Ursache. Nach der Abheilung entstehen typische atrophe hyper- und hypopigmentierte Narben. Häufig treten bei der Ulcusbildung sterile eitrige Pusteln auf, wobei die Pustelherde destruierend nach peripher wachsen. Die Ulcerationen können sehr schmerzhaft sein. Sie zeigen sich als scharf begrenzte Wunden mit oft erhabenen violetten Rändern.

Das Pyoderma gangraenosum tritt gehäuft mit chronischen Erkrankungen wie z. B. Colitis ulcerosa, Morbus Crohn, Hepatitis, rheumatoide Arthritis, myeloproliferative Erkrankungen oder monoklonale Gammopathie auf. Bei 30–50 % der Betroffenen findet sich jedoch keine Grunderkrankung.

Bei einer **Vaskulitis** handelt es sich um eine entzündliche Erkrankung der Blutgefäße, deren Entstehungsursachen größtenteils unbekannt sind. Dabei kann es zu unterschiedlichen Formen kommen.

Bei der Entstehung von Ulcerationen der Haut, kommt es zu einer Entzündung der kleinsten Gefäße, wobei das betroffene Organ – in diesem Fall die Haut – geschädigt wird. Es kommt zu fleckigen Hautrötungen (Purpura), netzförmigen Hautrötungen (Livedo reticularis) und schließlich geschwürig aufbrechenden, offenen Stellen (Ulcerationen).

Die **Sklerodermie** gehört zur Gruppe der Kollagenosen, also der chronisch-rheumatisch, entzündlichen Systemerkrankung, und führt zu einer Verhärtung (Sklerosierung) der Haut.

Dabei ist die Regulation der Fibroblasten gestört. Fibroblasten sind maßgeblich am Aufbau der Interzellularsubstanz des Kollagens beteiligt. Durch die Kollagenhäufung kommt es zu einer Fibrose (Sklerose) der Haut und zur Verengung von Blutgefäßen (obliterierende Angiopathie), was wiederum zur Ausbildung sogenannt digitaler Ulcerationen führen kann.

Eine Sonderform der Sklerodermie ist das sogenannte CREST-Syndrom:
- **Calcinosis cutis** (Einlagerung von Kalk unter der Haut)
- **Raynaud-Syndrom** (arterielle Durchblutungsstörung vorwiegend der Finger und Hände, was zu Nekrosebildung der Fingerendglieder führen kann).
- **Ösophagale** (engl. esophageal) Dysfunktion (Schluckstörung)
- **Sklerodaktylie** (dünne, blasse, verhärtete Finger)
- **Teleangiektasien** (mit bloßem Auge sichtbare, erweiterte Kapillargefäße der Haut), vor allem im Gesicht und an den Händen.

14. Frage: Wie wird ein Gangrän definiert?

Als Gangrän wird eine periphere Gewebsnekrose aufgrund einer Ischämie und somit einer Sauerstoffunterversorgung des betroffenen Areals bezeichnet. Sie ist akral (Zehen, Fuß) lokalisiert und meist scharf begrenzt. Das Gangrän ist schwarz verfärbt, scharf demarkiert (abgegrenzt).

Trockene Gangrän: Es besteht eine schwärzliche Verfärbung des nekrotischen Areals durch Blutabbauprodukte. Durch Verdunstung der Flüssigkeit aus dem Gewebe kommt es zur Schrumpfung und Vertrocknung (»Mumifizierung«) des Gewebes.

Feuchte Gangrän (Faulbrand): Aufgrund einer Infektion mit Fäulnisbakterien verfärbt sich das nekrotische Areal durch Eiweißzersetzung (Proteolyse) und wird somit verflüssigt.

2 WUNDHEILUNG

15. Frage: Was passiert während der physiologischen Wundheilungsphasen?

Die physiologische Wundheilung verläuft in fünf Phasen:

Hämostase (Blutstillung)
Die Blutstillung wird unmittelbar und direkt als Reaktion auf eine Verletzung eingeleitet. Es erfolgt durch Austritt von Blut und Plasma aus den verletzten Gefäßen eine Aktivierung der Blutgerinnung und ein Verkleben der Wunde mit Fibrin.

Durch die Verengung der Kapillaren und anschließende Vasokonstriktion größerer Gefäße, lässt der Blutstrom im Wundgebiet nach.

Durch Zusammenballen und Verkleben von Erythrozyten und Thrombozyten bildet sich ein Pfropf, der die verletzte Stelle verschließt, wodurch eine Blutstillung erfolgt.

Exsudationsphase (Reinigungsphase)
Es kommt durch eine lokale Entzündungsreaktion zu einer verstärkten Exsudation. Die im Exsudat enthaltenen Makrophagen und Granulozyten beginnen mit der Wundreinigung.

Aufgrund der lokalen Entzündungsreaktion kommt es zu einer starken Exsudation mit eiweißreichem Wundexsudat. Gleichzeitig wandern Fibroblasten (»Bauarbeiter« der Wunde) aus der Wundumgebung in die Wunde ein.

Granulationsphase (Proliferationsphase)
In dieser Phase setzen Makrophagen und Granulozyten Faktoren im Wundgebiet frei, die eine verstärkte Einwanderung von Fibroblasten in das Wundgebiet anregen. Sie beginnen mit der Bildung von Kollagen, das die Wunde nach und nach in Form von Granulationsgewebe auffüllt. Das gebildete Granulationsgewebe ist gefäß-, zell- und kollagenreich und rotglänzend. Die Exsudation lässt nach.

Endothelzellen wandern an die Spitzen der verletzten Gefäße und bilden dort neue Kapillarschleifen. Es kommt zu einer Neubildung von Gefäßen im Wundgebiet, der sogenannten Neoangiogenese.

Myofibroblasten lösen eine vom Wundrand ausgehende Wundkontraktion aus, wodurch es zu einer Verringerung der Wundoberfläche kommt.

Gleichzeitig beginnt die Epithelisierung vom Wundrand aus durch Wanderung und Teilung von Epithelzellen.

Epithelsierungsphase (Regenerationsphase)

Das in der Wunde vorhandene Granulationsgewebe verarmt an Gewebswasser und durch Ausreifung der Kollagenfasern entsteht das erste Narbengewebe.

Eine anhaltende Wundkontraktion führt zu einer weiteren Verkleinerung der Wunde.

Die Epithelisierung ist abgeschlossen, sobald die gesamte Wundoberfläche mit Epithel bedeckt ist.

Reifungsphase (Remodulierungsphase, Maturation)

Diese Phase ist wichtig für die Entwicklung der Reißfestigkeit und somit die Stabilität des Gewebes.

Es kommt zu einer Reorganisation von Kollagen, dessen Fasern sich verstärkt nach den Spannungslinien auf das frische Narbengewebe ausrichten, wodurch das Gewebe belastungsstabiler wird. Dort, wo der meiste Zug auf das Gewebe stattfindet, wird das Narbengewebe am dichtesten und stabilsten angelegt.

Erst nach Abschluss der Reorganisation des Kollagens ist das Narbengebiet voll belastbar und reißfest.

Die physiologischen Wundheilungsphasen können sich in einer Wunde durchmischen. So kann die Wunde noch stärker exsudieren, als während der Exsudationsphase, trotzdem bereits im Übergang zur Granulationsphase sein. Ebenso ist ein Rückschritt in einer früheren Phase möglich.

Bei einer Gewebsverletzung während des Verbandswechsels geht die Wunde stets in die Phase der Hämostase über.

16. Frage: Welche Faktoren beeinflussen die Wundheilung negativ?

Fremdkörper in der Wunde
Jeder Fremdkörper in der Wunde behindert die Wundheilung. Hierzu zählen Nekrosen, Puderreste, Reste von Verbandmaterial, Salbenreste, Schmutzpartikel usw., aber auch Metallimplantate (Platten, Schrauben, Drahtcerclagen). Durch den Fremdkörper wird die Wundheilung gestört, da einzelne Wundbereiche nicht ausreichend mit Sauerstoff versorgt werden. Zudem können sie ein Hindernis für das abfließende Exsudat darstellen. Darüber hinaus können Fremdkörper zu Granulomen, Abszessen oder Fisteln führen.

Abhängig vom Verschmutzungsgrad der Wunde kann es zu unterschiedlichen Ausprägungen von Entzündungsreaktionen kommen, wodurch sich die Wundheilung noch weiter verzögert.

Schmerz
Schmerz bedeutet für den Körper Stress. Unter Stress wird das Hormon Cortisol aufgeschüttet. Dieses wirkt, wie das Medikament Cortison, auf die Entzündungsreaktion in der Wundheilung, die als Aktivator für die Einleitung der Wundheilungsprozesse wirkt. Durch das Cortisol wird die Entzündungsreaktion gehemmt oder verhindert.

Alter
Durch das physiologische Altern reduziert sich die Zellaktivität und die Zellteilungsrate vermindert sich, was zu einem verlangsamten Heilungsprozess führt.

Viele Wundheilungsstörungen im Alter ergeben sich zumeist erst durch die Auswirkungen altersbedingter Multimorbidität mit schlechtem Immunstatus, Mangelernährung, Stoffwechselerkrankungen, Gefäßleiden, usw. wodurch eine entsprechend schlechtere Heilungstendenz verursacht wird.

Ernährungs- und Flüssigkeitszustand
Nicht nur beim schlecht ernährten, kachektischen Patienten, sondern auch bei adipösen finden sich deutlich vermehrt Wundheilungsstörungen wie Eiterungen und Dehiszenzen.

Eine Malnutrition führt sehr of zur Stagnierung der Wundheilung, weshalb es wichtig ist auf eine gute, ausgeglichene Versorgung mit Nährstoffen und Flüssigkeit zu achten, ggf. Nahrungsergänzungen (wie Trinknahrung, Eiweißpräparate, Vitaminpräparate) zu geben, um so den Ernährungszustand des Patienten zu unterstützen.

Immunstatus

Beeinträchtigungen oder Defekte des Immunsystems führen zu einer höheren Anfälligkeit für Wundheilungsstörungen und zu infektiösen Komplikationen, da im Rahmen der Wundheilung Vorgänge des Immunsystems eine wichtige Rolle spielen. Zudem kommt es bei einem schlechten Immunstatus zu einer verzögerten und/oder stark abgeschwächten Immunantwort.

Ständige Manipulationen

Durch ständige Manipulationen in der Wunde kommt es zu immer neuen Verletzungen des Gewebes und somit u. U. zu einer Vergrößerung der Wunde. Damit steigt das Infektionsrisiko durch das Einbringen von Keimen, denn diese haben durch das Vergrößern mehr »Angriffsfläche« und eine größere »Eintrittspforte«. Manipulationen in der Wunde sollten auf ein Minimum reduziert werden, wobei schon ein Verbandwechsel mit der damit verbundenen Wundreinigung als Manipulation angesehen werden kann.

Besonders ältere, einsame Menschen neigen dazu ihre Wunden zu manipulieren, um sie zu erhalten – stellt doch die Behandlung durch die Pflegefachkraft oder den Arzt häufig den einzigen sozialen Kontakt für die Betroffenen dar. Auch Demenzbetroffene manipulieren häufig in ihren Wunden.

Bewegungsmangel

Durch Bewegung wird Muskulatur aufgebaut, was zu einer besseren Durchblutung und Stabilität des Gewebes führt. Zudem werden Gelenke beweglich gehalten.

Bei Bewegungsmangel atrophiert die Muskulatur. Hierdurch verschlechtert sich die Durchblutung des Gewebes – und somit reduziert sich die Sauerstoff- und Nährstoffversorgung. Ebenso führt Bewegungsmangel zur Einschränkung bzw. zum Verlust der Gelenkbeweglichkeit, was dann die Ursache für Kontrakturen sein kann.

Durchblutungszustand

Ein schlechter Durchblutungszustand, egal ob arteriell oder venös bedingt, führt zu Wundheilungsstörungen.

Grunderkrankungen

Es gibt verschiedene Krankheiten, die Einfluss auf die Wundheilung nehmen. Dazu zählen Tumoren, Autoimmunerkrankungen und Infektionen.

Mit einer verzögerten bzw. gestörten Wundheilung muss bei Bindegewebserkrankungen (z. b. rheumatischer Formenkreis), Stoffwechselerkrankungen (z. B. Diabetes mellitus) und Gefäßerkrankungen (z. b. pAVK, chronisch venöse Insuffizienz) gerechnet werden.

Druck

Anhaltender Druck führt zu Gewebsschäden. Dies spielt nicht nur bei der Entstehung eines Dekubitus eine Rolle, sondern ebenso beim Diabetischen Fußsyndrom. Durch vorhandene Verhornungen des Wundrandes, kommt es hier zu Druckschäden. Deshalb ist eine Druckentlastung nicht nur bei der Behandlung eines Dekubitus von großer Wichtigkeit, sondern ebenso bei der Therapie eines Diabetischen Fußsyndroms.

Medikamente

Viele Medikamente wirken sich nachteilig auf die Wundheilung aus, z. B. Immunsuppressiva, Zytostatika, Antiphlogistika (vor allem Glukokortikoide) und Antikoagulantien. Entsprechend ihrer Hemmwirkung auf Blutgerinnung, Entzündungsprozesse und Proliferation (Gewebewachstum) werden insbesondere Granulations- und Narbenbildung beeinflusst.

Maßgebend sind Dosis, Zeitpunkt der Gabe und Therapiedauer.

Psychosoziale Situation

Die Behandlung einer chronischen Wunde erfordert ein hohes Maß an Patientenkooperation, ohne die eine Therapie kaum möglich und zudem durch eine hohe Rezidivrate gekennzeichnet ist.

Die Vorraussetzungen zur Mitarbeit können jedoch durch Demenzerscheinungen, psychische Erkrankungen (z. B. Depression, Psychosen, Neurosen), Süchte oder sogar Selbstschädigungstendenzen entsprechend gestört sein.

Hautzustand

Haut, die geschädigt oder deren Physiologie gestört ist, verhindert eine Epithelisation vom Wundrand aus, damit den Wundverschluss und behindert die Narbenbildung.

Trockene, rissige, zu fettige oder stets feuchte Haut trägt zudem zur schnelleren Entstehung (z. B. Dekubitus) bzw. Vergrößerung einer Wunde bei.
Die auf den Hauttyp abgestimmte Hautpflege nimmt besonders bei Patienten mit arteriell oder venös bedingten Durchblutungsstörungen und/oder Diabetes mellitus einen wichtigen und nicht zu vernachlässigenden Stellenwert ein.

17. Frage: Was sind Anzeichen für eine gestörte Wundheilung?

Anzeichen für eine gestörte Wundheilung können sein:
- Fehlen von gesundem Granulationsgewebe
- Nekrotisches bzw. pathologisches Gewebe am Wundgrund
- Starke Exsudatbildung
- Bildung von schmierigen Belägen
- Schlechte Durchblutung
- Mangelnde Epithelisierung
- Rezidivierende oder anhaltende Schmerzen
- Klinische oder subklinische Infektionen
- Störungen der Narbenbildung

18. Frage: Welche Komplikationen können bei einer chronischen Wunde auftreten?

Als mögliche Komplikationen können bei einer chronischen Wunde auftreten:
- Unterminierungen (Höhlen, Taschen, unterhöhlte Wundränder)
- Fistelungen (nach innen oder außen)
- Unerkannte Malignität (z. B. Basaliom, Melanom, Plattenepithelkarzinom)
- Maligne Entartung am Ulcusgrund
- Osteomyelitis
- Kontrakturen und Deformierungen der beteiligten Gelenke
- Wundinfektionen
- Besiedelung mit multiresistenten Keimen
- Sepsis

19. Frage: Was bedeutet »Wundruhe«?

Unter dem Einhalten einer »Wundruhe« versteht man die Phasen zwischen den Manipulationen an der Wunde, etwa zwischen Wundreinigungen und Verbandswechseln. Durch eine moderne Wundversorgung wird einer Wunde die Möglichkeit gegeben, die nötigen Wundheilungsvorgänge »in Ruhe« ablaufen zu lassen. Je weniger Verbandswechsel, desto weniger Störungen der Wundheilungsabläufe und somit eine Gewährleistung der »Wundruhe«.

20. Frage: Warum heilen Wunden bei Patienten mit einem gestörten Immunsystem schlechter?

Alle Abläufe in der Wundheilung stehen in Verbindung mit dem Immunsystem. Deshalb können Störungen des Immunsystems, z. B. durch angeborene oder erworbene Immundefekte, Autoimmunerkrankungen, systemische Infektionen, usw. zur Beeinträchtigung der Wundheilung führen.

Hierzu zählen auch Patienten mit einer immunsuppresiver Therapie, die dazu führt, dass Abläufe des Immunsystems, die wichtig für die Wundheilung sind, gestört werden und deshalb nur eingeschränkt oder gar nicht ablaufen können.

Ausnahmen sind Patienten mit einer Autoimmunerkrankung als Wundursache (Pyoderma gangraenosum, Vaskulitis, Sklerodermie, Lupus erythematodes). Hier heilt die Wunde erst nach suffizienter Immunsuppression.

21. Frage: Warum heilen bei Patienten mit gerinnungshemmenden Mitteln wie Marcumar®, Aspirin® oder Heparin die Wunden schlechter?

Teil der physiologischen Heilung einer blutenden Wunde ist die Hämostase (Blutstillung). Gerinnungshemmende Mittel behindern die Hämostase. Ist hingegen eine pAVK (peripheren arteriellen Verschlusskrankheit) als Ursache der Wunde anzusehen, verbessern gerinnungshemmende Mittel die Durchblutung und können damit die Wundheilung fördern.

22. Frage: Warum wirkt Cortison wundheilungshemmend?

Cortison greift in die ablaufende Entzündungsreaktion ein und unterbricht bzw. schwächt diese ab. Diese Entzündungsreaktion ist als Initiator für die Wundheilungsabläufe wichtig.

23. Frage: Warum bildet sich kein Granulationsgewebe über Metallimplantaten?

Metallimplantate geben durch ihre glatte Oberfläche körpereigenen Zellen und Strukturproteinen keine Möglichkeit sich anzuhaften und dort neues Gewebe zu bilden.

24. Frage: Was können neben einer Infektion noch Ursachen für eine vermehrte Exsudation sein?

Eine Infektion führt zu einer verstärkten Exsudation. Der Körper versucht dadurch Keime und Fremdkörper, Schmutz aus der Wunde auszuspülen und vermehrt körpereigene Abwehrzellen in das Infektionsgebiet zu bringen.

Weitere Ursachen einer vermehrten Exsudation sind unter anderem Stauungsödeme bei einer CVI (chronisch venösen Insuffizienz) oder einer Herzinsuffizienz, sowie Verletzungen/Schädigungen von Lymphgefäßen. Hierbei muss zwischen Exsudat und Transsudat unterschieden werden, was sich anhand der Eiweißmenge in der Flüssigkeit zeigt.

Unterschiede Exsudat – Transsudat

Exsudat: Aus den Gefäßen der terminalen Strombahn ausgetretene flüssige und korpuskuläre Bestandteile; Vorgang des Austretens von Blutbestandteilen in das umliegende Gewebe bei Entzündungen.
Transsudat: Eiweißarme, klare Flüssigkeit mit einem Eiweißgehalt unter 3 %.
Eine Abgrenzung zwischen Transsudat und Exsudat ist häufig nicht möglich. Da jedoch bei einer chronischen Wunde von einer Kontamination der Wunde ausgegangen werden kann, ist der Eiweißgehalt in der austretenden Flüssigkeit höher und es liegt somit ein Exsudat vor.

25. Frage: Was versteht man unter einer Narbenhypertrophie?

Es kommt zu einer wulstigen Narbenbildung, die über das Hautniveau hinausreicht, wenn im Wundheilungsverlauf starke Zugkräfte auf die Wunde und das junge Gewebe wirken. Sie entstehen durch eine vermehrte Bildung von Blutgefäße und Bindegewebe aufgrund des ständig einwirkenden Zugreizes. Sehr häufig entstehen Narbenhypertrophien nach Verbrennungen.

26. Frage: Was ist eine Narbenkontraktur?

Durch eine ungleichmäßige Wundkontraktion – besonders bei sekundär heilenden, großflächigen Wunden – kommt es oft zu eingezogenen Narben. Diese behindern die Beweglichkeit, insbesondere, wenn sie über Gelenke verlaufen.

27. Frage: Was ist ein Keloid?

Keloide sind Gewebewucherungen, die nicht nur im Wundbereich zu finden sind, sondern sich auch tumorartig im umliegenden gesunden Gewebe ausbreiten. Durch das eingelagerte Wasser ist das Narbengewebe prall, glänzend und glatt.

Keloide kommen nur in pigmentierter Haut vor. Zudem ist eine genetische Disposition wahrscheinlich. Dunkelhäutige neigen zu einer starken Kelloidbildung.

3 WUNDBEURTEILUNG

28. Frage: Welches sind Kriterien zum Wundassessment nach dem Expertenstandard?

Tabelle 1: Kriterien-Liste für wundspezifisches Assessment

Kriterien:	Kommentar:
1. **Medizinische Diagnose** • Grunderkrankung • Wundarten und Schweregradeinteilung der Wunde bzw. der Grunderkrankung: 　› Dekubitus: European Pressure Ulcer Advisory Panel (EPUAP), National Pressure Ulcer Advisory Panel (NPUAP) 　› Ulcus cruris venosum: „Einteilung der chronisch venösen Insuffizienz nach Widmer, Widmer (mod. nach Marshall), CEAP-Schema (Clinical condition, Etiology, Anatomic location, Pathophysiology) 　› Ulcus cruris arteriosum: Schweregrad der Symptome Fontaine, TASC-Klassifikation (Trans-Atlantic Inter-Society Consensus Document on the Management of Peripheral Arterial Disease), Rutherford 　› Diabetisches Fußsyndrom: Wagner-Armstrong Einstufung • Bisherige diagnostische und therapeutische Maßnahmen	• Sie umfasst die Grunderkrankung, Art und Schweregrad der Wunde. • Der Schweregrad der Wunde gibt Hinweise auf das aktuelle Stadium der Wunde zu Beginn der Versorgung.

Kriterien:	Kommentar:
2. Wundlokalisation	• Sie erfolgt durch fachlich korrekte verbale (z. B. medial, anterior, lateral, posterior, plantar) und grafische Dokumentation (z. B. anhand Körperschema).
3. Wunddauer	• Sie ist die Zeit vom Auftreten der Wunde bis zur aktuellen Einschätzung. • Sie wird durch übliche Verfahren der Zeitmessung in Tagen, Wochen, Monaten beschrieben.

4. Rezidivzahl	• Sie ist die Häufigkeit des Wiederauftretens einer Wunde nach erfolgter Abheilung.
	• Häufige Rezidive können Hinweis auf eine unzureichende Behandlung von Grunderkrankung sowie Prävention sein.
	• Zu erfassen sind:
	  › Zahl der Rezidive
	  › rezidivfreie Zeit in Monaten

5. Wundgröße • Größte Länge (cm) • Größte Breite (cm) • Tiefste Tiefe (cm) • Taschen, Fisteln, Unterminierungen: Länge, Ausrichtung nach Uhr	• Die Wundgröße kann durch Parameter beschrieben werden: Form, Länge, Breite, Umfang, Tiefe, Volumen, Fläche, Unterminierung/Tunnel. • Sie umfasst die größte Länge und Breite mit der Orientierung nach den Körperachsen. • Die Tiefenmessung erfolgt an der tiefsten Stelle anhand steriler Materialien, z. B. Pinzetten, Knopfsonden, Watteträger. • Die Tiefe kann in Zentimetern gemessen werden oder narrativ (erzählend) anhand sichtbarer Gegebenheiten sowie anhand von Wundklassifikationssystemen beschrieben werden. • Taschen, Fisteln, Unterminierungen werden mittels sterilen Materialien gemessen. Angegeben wird die Länge in Zentimetern, die Lokalisation orientiert an der Uhr.

Kriterien:	Kommentar:
	Eine Unterminierung ist unterhalb des Wundrandes gelegen – die Tiefe wird unterteilt in: › 0 cm › > 0 – 0,4 cm › > 0,4 – 0,6 cm › > 0,6 – 1,4 cm › > 1,5 cm • Die Wundausrichtung erfolgt nach Uhrmethode, analog zur Anordnung der Uhrzeiten auf dem Zifferblatt. **Perpendiculare Methode:** Erfassung der größten Länge und Breite einer Wunde **Uhrmethode:** Erfassung der größten Länge von 12–6 Uhr und Breite von 9–3 Uhr • Wundfläche (Angabe in cm²)
6. Wundgrund/häufigste Gewebeart • Granulationsgewebe, Fibrinbeläge, Epithelgewebe • Nekrose • Muskel, Faszie, Sehne • Knochen • Fettgewebe • Dermis	• erfolgt durch Angabe der Gewebearten, die die Wunde dominieren (z. B. Granulation, Fibrin, Nekrose, Muskeln, Knochen) • angegeben wird der Gewebetyp: › Granulationsgewebe: rot, gut durchblutet dunkel, trocken, hart schwammig › Hypergranulation › Fibrinbeläge: gelbliche, häufig abwischbare Ablagerungen weißlich feste Beläge › Nekrose: schwarze, trockene Nekrose schwarze, verschiebbare, leicht feuchte Nekrose gelblich, bräunliche feuchte Nekrose › Knochen sind grau-weiß und hart, gut mit Pinzette zu tasten. Sehnen sind glänzend weiße Fahnen und strähnig: › Fettgewebe ist blass, weißlich und körnig und nicht/schlecht durchblutet

Wundbeurteilung

Kriterien:	Kommentar:

7. Exsudat/Transsudat
• Quantität: z. B. kein, wenig, mittel, viel
• Qualität: z. B. trübe, serös, blutig
	• Empfohlen wird die Erfassung der Quantität (Häufigkeit der Verbandswechsel, Anzahl der durchnässten Kompressen), Qualität (z. B. Farbe, Konsistenz, Viskosität), und des Geruchs (freie Formulierung).
	• Die Art und Menge des Exsudats/Transudats ermöglichen Aussagen über Keimstatus.
	• Die Qualität wird unterteilt in:
	  › serös/blutig (serosanguinous): wässrig, hell, rot bis rosa
	  › serös: wässrig, klar, hell, gelblich
	  › serös/eitrig: undurchsichtig
	  › eitrig: undurchsichtig, gelblich bis grün mit faulem/schlechtem Geruch.
	• Die Quantität wird in Abhängigkeit vom Zeitraum zum letzten Verbandswechsel beurteilt:
	  › kein: abgeheilt oder trockene Wunde
	  › kaum: Wundbett feucht, Verband trocken
	  › gering: Wundbett feucht, etwas aus dem Verband austretend
	  › moderat: deutlich flüssig im Wundbett und > 50 % des Verbandes durchnässt
	  › reichlich/massenhaft: Verband ist mehr als erschöpft

8. Wundgeruch Ja / Nein	• Es existieren keine praktikablen Messinstrumente zur Erfassung des Wundgeruchs, deshalb wird empfohlen mit freien Formulierungen zu beschreiben. • Der Wundgeruch erlaubt Rückschlüsse auf den Keimstatus.

Kriterien:	Kommentar:
9. Wundrand z. B. intakt, nekrotisch, unterminiert, wulstig, mazeriert	• Der Übergang von der Wunde zur intakten Haut wird als Wundrand definiert. • Vom Wundrand geht die Epithelisierung aus. • Der Zustand des Wundrandes erlaubt Rückschlüsse auf Wundheilungsstörungen, z. B. die Bildung von Hyperkeratosen, Nekrosen und Einblutungen durch nicht ausreichende Druckentlastung.
10. Wundumgebung z. B. Rötung, Schwellung, Mazeration, trockene Haut, Feuchtigkeit, Farbe, Wärme	• Die Wundumgebung wird als unmittelbare Umgebung des Wundrandes definiert. • Das Aussehen der Wundumgebung erlaubt z. B. Rückschlüsse auf Infektionen, mangelnde Druckentlastung oder Hautirritationen.
11. Infektionszeichen	• Sie werden auf der Basis der klassischen Entzündungszeichen (Rötung, Schwellung, Schmerz, Überwärmung, Funktionseinschränkung) oder über Erfassung des Ausmaßes an Cellulitis (cm), Exsudat/Transudat, Wundgeruch oder vorhandene Verhärtungen, Verweichungen abgeleitet.
12. Wund- bzw. wundnaher Schmerz	• Es wird eine Schmerzerfassung unter Zuhilfenahme verschiedener Schmerzskalen empfohlen, z. B. NRS (Numerische Rating Skala), VRS (Visuelle Rating Skala), Smiley-Skala. • Die dem Schmerz zugrunde liegenden Einschränkungen im Lebensalltag und dem Befinden des Betroffenen müssen berücksichtigt werden. • Bei einer eingeleiteten Schmerztherapie, muss deren Erfolg in regelmäßigen Abständen mittels Schmerzskalen, ggf. Schmerztagebuch überprüft werden.

29. Frage: Wie funktioniert das Auslitern einer Wunde zur Größenbestimmung?

Das Auslitern, die sogenannt Volumetrie, eignet sich besonders für tiefe Wunden mit Wundhöhlen, bei denen es schwierig ist die tiefste Stelle zu ermitteln, um diese zu vermessen. Das Volumen lässt eine sehr genaue Aussage über die Wundgröße zu.

Die Wunde wird mit einer sterilen Folie (z. B. OpSite®, Tegaderm®) abgeklebt. Anschließend wird Ringerlösung in einer Spritze aufgezogen. Mit einer Injektionskanüle wird die Folie durchstochen und die Wunde solange mit Ringerlösung aufgefüllt, bis die Flüssigkeit die Folie erreicht. Die eingespritzte Menge entspricht dem Volumen der Wunde.

30. Frage: Wie kann ich Eiter von Fibrin unterscheiden?

Sie sind prinzipiell nur histologisch unterscheidbar. Bei Eiter handelt es sich um eine Anreicherung von neutrophilen Granulozyten (speziellen weißen Blutkörperchen). Zellreiche Lymphe, eingedickte Gelenkflüssigkeit, verflüssigte Fettgewebsnekrosen und Fibrinbeläge können Eiter farblich ähneln.

Eine grobe Methode, um Eiter von Fibrin zu unterscheiden, ist mit einer Kompresse über die Wunde zu wischen. Eiter, der praktisch nur auf der Wunde »liegt«, lässt sich im Gegensatz zu Fibrin abwischen. Fibrin ist ein dicht vernetztes hochmolekulares, wasserunlösliches Eiweiß, das fest mit dem Wundgrund verhaftet ist, sodass es sich weder abwischen noch ausspülen lässt.

Das Vorhandensein von Eiter spricht für eine lokale Infektion und somit sind auch die Infektionszeichen wie Rötung, Ödem, Überwärmung, Schmerzen und Funktionseinschränkungen zu erkennen.

31. Frage: Welche Methode kann ich außer dem Fingertest noch zur Feststellung eines Dekubitus Kategorie 1 EPUAP benutzen?

Neben dem Fingertest ist die Überprüfung mit einer Druckscheibe eine Methode zur Feststellung, ob es sich um einen Dekubitus Kategorie 1 handelt.

Da die Druckscheibe transparent ist, ist es einfacher zu beurteilen, ob die Rötung durch den Druck, der ausgeübt wird, blass wird oder nicht. Auch hier bedeutet ein Abblassen durch den Druck, dass sich die Kapillaren entleeren und es sich nur um eine reaktive Rötung handelt.

Bei weiter bestehender Rötung handelt es sich um einen Dekubitus Kategorie 1 EPUAP.

32. Frage: Was ist bei der Einteilung eines Dekubitus in eine Kategorie zu beachten?

Ein Dekubitus Kategorie 4 EPUAP bildet sich nicht in einen Dekubitus Kategorie 3, Kategorie 2 oder Kategorie 1 EPUAP zurück, sondern bleibt ein Dekubitus Kategorie 4 EPUAP.

Eine Umkehrung der Einteilung einer Kategorie sollte nicht zur Beschreibung des Heilungsfortschrittes eines Dekubitus verwendet werden, da sich hierbei die Wunddiagnose verändert. Auch für die Prävention nach Abheilung ist das Ausmaß des verheilten Defektes wichtig.

Heilungsfortschritte werden anhand der Wundbeschreibung mit Größenausmessung in der Wunddokumentation deutlich und vom Expertenstandard »Pflege von Menschen mit chronischen Wunden« empfohlenen Kriterien, dokumentiert.

4 WUNDDOKUMENTATION

33. Frage: Warum ist eine Wunddokumentation sinnvoll?

Neben den rechtlichen Aspekten einer genauen und regelmäßigen Wunddokumentation, hilft diese, eine Kontinuität in der Wundversorgung zu erreichen. Da in der Wunddokumentation auch die Vorgehensweise der Behandlung und die Auswahl der Verbandstoffe festgelegt ist, gewährleistet sie, dass jeder an der Wundversorgung Beteiligte weiß, wie der aktuelle Stand der Behandlung sowie der Wundzustand ist.

Durch gute Wunddokumentation kann eine Wundbehandlung genau und effizient geplant werden. Durch die erreichte Transparenz werden alle akuten diagnostischen und therapeutischen Schritte festgehalten.

Aufgrund einer regelmäßigen Wunddokumentation mit dem dazugehörigen Wundassessment lassen sich Fortschritte (aber auch Rückschritte) in der Wundheilung festhalten und veranschaulichen. Dies kann als Argumentationshilfe gegenüber allen an der Wundbehandlung Beteiligten verwendet werden, z. B. gegenüber Ärzten, Krankenkassen, usw.

Ebenso erlauben sowohl Assessment wie auch Wunddokumentation eine Prognose über die Behandlung der Wunde, da auch wundheilungsbeeinflussende Faktoren wie Alter, Rezidivzahl, Adhärenz (das Befolgen der Maßnahmen seitens des Betroffenen) usw. festgehalten werden.

Eine Wunddokumentation gilt zudem als Qualitätsindikator für die Wundbehandlung im Rahmen der Evaluation der Versorgungsqualität. Je nach Ergebnis müssen die nötigen diagnostischen und therapeutischen Verfahren angepasst werden.

34. Frage: Ist der Begriff »Ulcus cruris« aussagekräftig?

Nein, bei dem Begriff Ulcus cruris handelt es sich nur um die Beschreibung eines Symptoms. Es ist keine Diagnose, weil die Entstehungsursache nicht erkennbar ist.

Bei Bezeichnungen wie Ulcus cruris venosum, Ulcus cruris arteriosum oder Ulcus cruris mixtum handelt es sich um Diagnosen, da die Entstehungsursache klar ist.

5 WUNDINFEKTION

35. Frage: Wie ist die Abstufung für die Keimbesiedelung von Wunden?

Tabelle 2: Abstufung der Keimbesiedelung

Standard-Aussage	Reframing
Kontamination	Es sind Keime in der Wunde vorhanden, jedoch vermehren sie sich nicht.
Kolonisation	Die Keime vermehren sich, ohne eine Reaktion des Wirtes, d. h. es werden noch keine Infektabwehrmechanismen vom Körper eingeleitet.
Kritische Kolonisation	Die Keimdichte in der Wunde nimmt zu, bzw. die Anzahl der Spezies. Die Wunde hat keine Heilungstendenz und zeigt erste Anzeichen für eine Wundinfektion. Eine klare Abgrenzung zur Kolonisation und Infektion gibt es nicht. Die kritische Kolonisation wird meist subjektiv vom Wundbehandler empfunden. Sie begründet eine intensivierte Behandlung (Debridement, lokale Antisepsis, systemische Antibiose.)
Infektion	Hier finden sich Ablagerungen und Vermehrungen von Keimen im Gewebe der Wunde und der Wundumgebung mit lokalen und systemischen Infektionszeichen → verzögerte bis hin zu stillstehender Wundheilung.

36. Frage: Wie zeigt sich eine kritische Kolonisation?

Es zeigt sich als Erstes eine Stagnation der Wundheilung. Der Körper stellt die proliferativen (wuchernden, sich vermehrenden) Prozesse ein und leitet die Bekämpfung der Keime ein.

Erste Anzeichen für eine Wundinfektion können sichtbar werden, wie z. B. eine vermehrte Exsudation, eine Rötung der Wundränder und -umgebung.

Die kritische Kolonisation kann schnell in eine Wundinfektion übergehen, sodass schon in diesem Stadium eine antiseptische Behandlung eingeleitet werden sollte, um den Körper in der Keimabwehr zu unterstützen.

37. Frage: Ist Schmerz immer ein sicheres Infektionszeichen?

Schmerz kann nicht als sicheres Infektionszeichen gesehen werden, da Patienten, die neurologische Störungen haben (z. B. Patienten mit einer diabetischen Neuropathie oder sensorischen Störungen nach einem Schlaganfall), keine oder nur eingeschränkt Schmerzen wahrnehmen.

Zudem entwickeln Patienten mit arteriellen Durchblutungsstörungen stärkere Schmerzen durch die zunehmende Ischämie im Gewebe auch ohne Infektion.

Schmerz kann nie als einziges Infektionszeichen angesehen werden. Es sollte auf weitere Infektionszeichen geachtet werden.

38. Frage: Treten bei jedem Betroffenen immer alle Infektionszeichen bei einer Wundinfektion auf?

Nein. Es sind nicht immer alle Infektionszeichen sichtbar.

Bei einem Patienten mit einer peripheren arteriellen Verschlusskrankheit (pAVK) kann die Rötung (Rubor) fehlen bzw. nur sehr schwach ausgeprägt sein. Ebenso die Überwärmung (Calor). Grund hierfür ist, dass für die Entstehung der Rötung und der Überwärmung eine gute Durchblutung vorhanden sein muss, was bei einem Patienten mit einer pAVK nicht gegeben ist. Auch das infektionsbedingte Ödem (Tumor) ist bei den Betroffenen häufig nur schwach ausgeprägt. Wichtigstes Infektionszeichen ist bei diesen Patienten der Schmerz, der in der Regel stark zunimmt und / oder die Schmerzqualität verändert.

Bei Patienten mit Diabetes mellitus und einer dadurch bedingten Neuropathie fehlt in der Regel der Schmerz (Dolor) als Infektionszeichen, da aufgrund der Nervenschädigung kein oder ein nur sehr abgeschwächtes Schmerzempfinden vorhanden ist. Zudem bekommen Patienten mit Diabetes mellitus kein Fieber als systemisches Infektionszeichen, was an einer veränderten Immunsituation und -reaktion durch die Zuckerkrankheit liegt. Ein wichtiges Infektionszeichen neben der Rötung und Überwärmung sind bei diesen Menschen der stark schwankende Blutzuckerspiegel und gelegentlich ein allgemeines Krankheitsgefühl.

39. Frage: Warum hat nicht jeder Patient mit einer Wundinfektion eine Leukozytose?

Es gibt verschiedene Gründe, warum ein Patient mit einer Wundinfektion keine Leukozytose entwickelt.

Einer der Gründe ist eine Malnutrition im Bereich des Eiweißes. Dies führt dazu, dass aufgrund des Mangels keine ausreichende Anzahl von Leukozyten gebildet werden können. Hier ist es wichtig, das Albumin und die Lymphozytenanzahl im Blut zu bestimmen und Eiweiß zu substituieren.

Ein anderer Grund betrifft Tumorpatienten, die aufgrund ihrer Erkrankung bereits eine Leukopenie haben oder deren Leukozytenzahlen durch eine Chemotherapie stark erniedrigt ist.

40. Frage: Was ist ein Biofilm?

Am einfachsten lässt sich ein Biofilm als mikrobielle Lebensgemeinschaft beschreiben. Er kann aus einer Bakterien- oder Pilzart bestehen. In der Regel handelt es sich allerdings um eine polymikrobielle Gemeinschaft, das heißt mehrere unterschiedliche Arten von Mikroorganismen finden sich zusammen. Diese Mikroorganismen bilden eine schützende Schicht aus Zuckern und Proteinen – den Biofilm. Er schützt vor äußeren Einflüssen.

Biofilme bilden sich sowohl auf belebten als auch auf unbelebten Oberflächen.

41. Frage: Was bewirkt ein Biofilm auf der Wunde?

Ein Biofilm auf der Wunde stimuliert eine chronisch-entzündliche Reaktion. Mit dieser Reaktion versucht der Körper den Biofilm in der Wunde zu bekämpfen. Diese chronisch-entzündlichen Abläufe lösen eine übermäßige Produktion von Granulozyten und Makrophagen in der Umgebung des Biofilms aus, welche hohe Konzentrationen von reaktiven Sauerstoffspezies (ROS) sowie Matrix-Metalloproteasen (MMP) absondern. Dadurch kann gesundes und heilendes Gewebe sowie Proteine und Immunzellen geschädigt werden, wodurch die Wundheilung beeinträchtigt wird.

42. Frage: Wie sollte gegen einen Biofilm in der Wunde vorgegangen werden?

Das wichtigste Element ist die physikalische Reduzierung bzw. Beseitigung des Biofilms. Dies lässt sich am besten durch ein Débridement erreichen. Welche Methode angewandt wird, hängt vom jeweiligen Zustand der Wunde ab und den zur Verfügung stehenden Mitteln.

Die Wundreinigung muss regelmäßig durchgeführt werden, denn es besteht die Möglichkeit, dass Reste des Biofilms in der Wunde verbleiben und sich schon innerhalb weniger Tage erneut ein Biofilm auf der Wunde bildet.

Eine alleinige Anwendung mit einem antiseptischen Wirkstoff (z. B. Octenidin oder Polyhexanid) ohne Débridement hat in der Regel keinen ausreichenden Effekt und beseitigt den Biofilm nicht. Wundspüllösungen, die z. B. Betain (ein Tensid) enthalten, verändern die Oberflächenspannung, ähnlich der Wirkung von Spülmittel bei einem Fettfilm, sodass der Biofilm »reißen« kann. Hierbei ist allerdings die Einhaltung der Einwirkzeit eine wichtige Voraussetzung für die Wirkung.

Eine Kombination von Wundreinigung und der Verwendung von antiseptischen Wirkstoffen ist die bevorzugte Möglichkeit zur Beseitigung eines Biofilms, wobei stets die vorgegebene Einwirkzeit eingehalten werden muss.

43. Frage: Was versteht man unter einem Eiweißfehler bei einem Antiseptikum?

Unter einem Eiweißfehler bei einem Antiseptikum, versteht man den Wirkverlust, der bei dem Kontakt mit Blut, Exsudat/Transudat oder Eiter eintritt. Das Antiseptikum wird an Eiweißmoleküle gebunden und inaktiviert. PVP-Jod besitzt zum Beispiel einen Eiweißfehler. Dies ist an der hellen Verfärbung des PVP-Jods zu erkennen.

44. Frage: Hat Octenisept® einen Eiweißfehler?

Nein, Octenisept® hat keinen Eiweißfehler. Es kann nur durch den Verdünnungseffekt durch Blut oder Exsudat zu einer Verzögerung des vollständigen

Wirkeintritts kommen, wobei Octenisept® auch in Verdünnung wirksam ist. Wichtig ist allerdings zu beachten, dass sich dabei die Einwirkzeit (normalerweise 2–3 Minuten) verlängert.

45. Frage: Wirkt Octenisept® zytotoxisch?

Nein, bei herstellerkonformer Anwendung nicht. Der Hersteller warnt vor dem Einsatz auf Knorpel und dem Einspritzen in enge Wundhöhlen und Fisteln unter Druck und fehlender Abflussmöglichkeit.

Octenisept® sollte nicht ausgespült werden, da seine remanente (anhaltende) Wirkung damit reduziert wird.

In einer nicht infizierten, sauberen Wunde sollte auf Antiseptika verzichtet werden.

46. Frage: Hat Silber einen Eiweißfehler?

Ja, auch Silberprodukte haben einen Eiweißfehler, der aber wahrscheinlich nicht so hoch ist, dass er zur Wirkungslosigkeit der Silberprodukte führt. Hier werden erste Versuche unternommen (vgl. H. Braunwarth).

47. Frage: Kann nach einer Spülung mit Octenisept® ein Silberverband angelegt werden?

Laut Aussage der Firma Schülke ist dies möglich. Allerdings sollte darauf geachtet werden, um welche Art von Silber es sich handelt – welche Kombinationen der Hersteller mit welchen Lösungen empfiehlt oder wovon er abrät.

48. Frage: Welchen Effekt haben kalte Spüllösungen bei infizierten Wunden?

Kälte reduziert Schmerzen und Schwellungen. Dies wird in der Regel vom Patienten als angenehm empfunden. Andererseits führen kalte Spüllösungen zu einer Auskühlung der Wunde. Durch das Absinken der Temperatur in der Wunde auf unter 28 °C, kommt es zur Verzögerung der Wundheilungsvorgänge und der zellulären Immunabwehr. Keime sind dagegen auch noch bei sehr niedrigen Temperaturen aktiv und in der Lage, sich zu teilen.

49. Frage: Gibt es verschiedene Jodarten?

PVP-Iod
Bei PVP-Iod (auch Povidon-Iod) handelt es sich um einen wasserlöslichen Komplex von Jod und Polyvinylpyrrolidon (PVP, Povidon).
Die Wirkdauer lässt sich nicht bestimmen. Je nach Menge der vorhandenen Eiweißstoffe ist das Jod innerhalb kürzester Zeit verbraucht.

Cadexomer-Iod-Komplex
Hierbei handelt es sich um Stärke als Trägerstoff für das Jod. Durch diese Verbindung ist eine kontinuierliche Jodabgabe über bis zu 72 Stunden gewährleistet.
Hinweis: Jod wird durch den Kontakt mit Blut, Eiweiß und Exsudat teilweise inaktiviert (siehe Frage 43 à sogenannter Eiweißfehler).

50. Frage: Sollte bei der Spülung einer infizierten Wunde Schürze/Schutzkittel und Mundschutz getragen werden?

Insbesondere bei Spülungen von infizierten Wunden sollte zum Eigen- und Fremdschutz eine Schürze oder ein Schutzkittel und ein Mundschutz getragen werden. Durch den Spülvorgang kommt es zu einer Aerosolbildung und zu einer Keimaufwirbelung.
Es ist ratsam, sich generell bei Wundspülungen selbst zu schützen und eine Übertragung und Weiterleitung von Keimen auf sich und andere zu verhindern.

6 WUNDBEHANDLUNG

51. Frage: Wer sollte zu einem therapeutischen Team rund um einen Patienten mit einer Wunde gehören?

Zu einem therapeutischen Team gehören alle Personen, die bei der Behandlung eines Patienten mit einer Wunde beteiligt sind. Hierzu gehören Ärzte (Hausarzt, Fachärzte wie Internisten, Diabetologen, Radiologen, Chirurgen usw.), pflegerische Fachexperten, Pflegefachkräfte, Diabetesberater, Orthopädietechniker, Orthopädieschuhtechniker, Ernährungsberater und Diätassistenten, Physiotherapeuten, Podologen usw.

Wichtig ist bei der Therapie eine gute Koordination der unterschiedlichen Berufsgruppen. Nur in der Zusammenarbeit lässt sich ein möglichst hoher Behandlungserfolg für den Betroffenen erreichen.

52. Frage: Wie wird ausgewählt, welche Débridement-Art für einen Patienten geeignet ist?

Die Wahl der für den Patienten besten Art des Débridements hängt vom Wundzustand, dem Schmerzempfinden und dem Allgemeinzustand des Patienten sowie den Möglichkeiten (technisch und personell) ab.

Das Ziel sollte immer sein, die Wunde schnell und effektiv zu débridieren, häufig ist hierfür eine Anästhesie (Lokalanästhesie, Leitungsanästhesie oder Vollnarkose) notwendig.

Tabelle 3: Débridement-Arten

Débridement-technik	Nekrose trocken	Nekrose feucht	Fibrinbeläge	Schmerz	Durchführung
Dermatom	+++	+++	+++	xxxx	Arzt
Skalpell / Schere	+++	+++	+++	xxx	Arzt
Wasserstrahl	+++	+++	+++	xxx	Arzt
Ultraschall	+	++	+++	xx	Pflegekraft, Arzt

Débridement-technik	Nekrose trocken	Nekrose feucht	Fibrin-beläge	Schmerz	Durchführung
Kürette/ scharfer Löffel		++	+++	xxx	Arzt, Pflegekraft
Maden		++	+++	xx	Pflege, Arzt
Pinzette, feuchte Kompresse		+	++	xx	Pflege
Mikrofasertuch		+	++	x	Pflegekraft
Wunddusche mit Filter		+	+++		Pflegekraft, Patient
Hydrogel (autolytisch)	+		+		Pflegekraft

Legende: + = geeignet, ++ = gut geeignet, +++ = sehr gut geeignet
x = geringer Schmerz, xx = mittlerer Schmerz, xxx = starker Schmerz

53. Frage: Warum soll kein »scharfer Löffel« zum Débridement benutzt werden?

Ein »scharfer Löffel« ist nicht per se scharf, besonders nach mehrmaligem Sterilisieren wird er zunehmend stumpfer. Dadurch kommt es zu Zerreißungen des Gewebes an der Wundoberfläche. Die Wundreinigung mit dem »scharfen Löffel« kann sehr schmerzhaft sein. Es empfiehlt sich, schmerzstillende Maßnahmen zu ergreifen, z. B. EMLA® Creme oder ein Schmerzmittel.

Zur Durchführung eines Wunddébridement sollte ein Skalpell oder eine Ringkürette bevorzugt werden, da mit diesen Instrumenten eine geringere Traumatisierung verursacht wird, als mit einem »scharfen Löffel«.

54. Frage: Sollen Nekrosen bei infizierten Wunden immer sofort entfernt werden?

Bei einer infizierten Wunde ist nur ein chirurgisches Débridement mit einem Skalpell und einer anschließenden gründlichen antiseptischen und antiinfektiösen Behandlung sinnvoll. Die Entfernung der Nekrosen mit einem sogenannten scharfen Löffel führt zu Gewebszerreißung und durch das ausgeführte Bewegungsmuster dazu, dass die Keime tiefer ins Gewebe transportiert werden, was zur Verschlechterung des Wundzustandes führt. Zudem lassen sich die in die Tiefe eingedrungenen Keime nicht ausreichend antiseptisch bzw. antiinfektiös behandeln.

Das Entfernen der Nekrosen mittels autolytischem Débridement ist bei einer Wundinfektion nur unter sorgfältiger Überwachung und in Kombination mit antiinfektiösen Verbandstoffen sinnvoll.

55. Frage: Warum sollte bei größeren Wunden Ringer®-Lösung zur Spülung bevorzugt werden?

Im Gegensatz zu physiologischer Kochsalzlösung enthält Ringer®-Lösung mehrere Elektrolyte wie Calcium, Kalium und Natrium. Bei einer Spülung größerer Wunden mit physiologischer Kochsalzlösung kann es zu Elektrolytverschiebungen im Gewebe/in der Zelle kommen, was bei Verwendung von Ringer®-Lösung vermeintlich vermieden werden soll.

56. Frage: Welche Kriterien sollten Wundspüllösungen erfüllen?

Die folgenden Anforderungen an Wundspüllösungen werden gestellt:
- steril
- schmerzfrei
- farblos
- physiologisch
- nicht Gewebeschädigend
- erwärmbar

57. Frage: Wie lange darf man enzymatische Wundreiniger einsetzen?

Enzymatische Wundreiniger sollten nur über kurze Zeit, also wenige Tage, eingesetzt werden.

Auf keinen Fall sollten sie in Wundhöhlen und Fistelgängen zum Einsatz kommen, da die Salbengrundlage aufgrund des hohen Fettgehaltes nicht einfach wieder ausgespült werden kann. Durch das Fett, das als Salbengrundlage dient, steigt zudem die Infektionsgefahr in der Wunde, da Keime Fett als Nährboden benutzen.

58. Frage: Was versteht man unter einer Unterdruck- oder Vakuumtherapie?

Bei dieser Form der Wundversorgung wird die Wunde mit einem Füllstoff (Schaum oder imprägnierte Baumwollkompresse) auf- bzw. ausgefüllt und mit einer Folie komplett abgeklebt, »versiegelt«. Um den Unterdruck zu erzeugen, wird an einer Stelle die Folie wieder eröffnet, dann ein Schlauch appliziert, der mit einer strom- bzw. batteriebetriebenen Pumpe verbunden ist. Alternativ kann der Schlauch auch in dem Füllmaterial integriert sein, es muss nur eine komplette Versiegelung sichergestellt sein. Die Pumpe saugt Wundexsudat kontinuierlich oder intermittierend mit einem in der Regel einstellbaren Unterdruck (Vakuum) ab. Diese Wundversorgung sollte je nach Füllstoff alle 2–5 Tage gewechselt werden. Andere Bezeichnungen für diese Therapie sind: Negative Presure Wound Therapy (NPWT) oder Niederdruck Wundtherapie (NDWT). Die Bezeichnung V.A.C™ (Vacuum Assisted Closure™) ist ein geschützter Begriff der Firma KCI.

59. Frage: Was für einen Effekt hat die Unterdruck- oder Vakuumtherapie? Wie wirkt sie?

Durch den kontinuierlichen Unterdruck, der auf die Wunde wirkt, kommt es zu einem starken Granulationsreiz auf das Gewebe.

Überschüssiges Wundexsudat wird abgesaugt. Es herrscht ein optimales Milieu. Die Wundränder kontrahieren sich durch den Unterdruck, die Wunde wird wie durch einen »inneren Gipsverband« stabilisiert, Ödeme der Wundumgebung werden reduziert. Dadurch wird die kapillare Durchblutung in der Demis verbessert und die Neoangiogenese gefördert. Indiziert ist diese Versorgung zum Exsudatmanagement und zur Wundrandkonditionierung bei tiefen, nässenden Wunden, Wundtaschen, Wundhöhlen, bzw. zur Granulationsanregung von sauberen, oberflächlichen Wunden.

Ziel dieser Versorgung ist die beschleunigte Bildung von Granulationsgewebe, die Ödemreduktion und die Vorbereitung auf eine plastische Deckung (Konditionierung). Eine Epithelisierung kann unter dieser Therapie nicht erfolgen.

Es wird die Neubildung von Belägen, die ein weiteres Débridement benötigen verhindert. Ein Débridement ist durch diese Therapie aber nicht möglich.

60. Frage: Welche Unterdrucktherapien werden derzeit von den Herstellern angeboten?

Tabelle 4: Unterdrucktherapien unterschiedlicher Hersteller

Hersteller	Produkt	Dressing	Besonderheiten
KCI	V.A.C.Via™ ActiV.A.C. InfoV.A.C. V.A.C.ATS® V.A.C.Freedom® V.A.C.Instill V.A.C.Ultra	Schaum: GranuFoam WhiteFoam Silver	SensaT.R.A.C.Pad V.A.C.Instill Bridge Dressing ABThera™ (Abdomen) Prevena™
Smith & Nephew	Renasys GO Renasys EZ Plus	Schaum: Renasys F/P Gaze: Renasys G	Renasys F/AB (Abdomen) Bridge Dressing Pico
Lohmann & Rauscher	Suprasorb CNP P1 Suprasorb CNP P2	Gaze	Suprasorb CNP Kits mit Schere
Quanun	Venturi™ Avanti Venturi™ Compact	Gaze	
Mölnlycke	Avance Pump	Schaum Gaze	Avance Folie
Hartmann	Vivano®	Schaum	Port
MTM medical	CuraSul Woundcare V12	CuraSul Schaum grob CuraSul Schaum fein	CuraSul Abdominal Set CuraSul Folie
ATMOS	S 041 Wound	s. Hartmann	
CADITEC	MOBI.S		

61. Frage: Was ist ein »Wundschrittmacher« und wie wirkt er?

Als »Wundschrittmacher« wird die Elektrotherapie bezeichnet. Hierbei wird durch einen – über den Verband auf die Wunde gebrachten – gepulsten, niederfrequenten Gleichstrom ein Ladefluss, ein elektrisches Feld, hergestellt. Darauf können sich die Zellen bewegen, teilen und migrieren.

Zu dieser Therapie gehört ein Stromgerät, über das der niederfrequente, gepulste Gleichstrom zweimal täglich für je 30 Minuten an die Wundauflage angeschlossen wird.

Anwendung:
Die Wunde wird wie üblich débridiert, gereinigt und ggf. antiseptisch behandelt. Anschließend wird eine sterile Verbandelektrode aufgeklebt, die aus einer semipermeablen Polyurethanschicht und einer Hydrogelkompresse besteht, sodass hier bereits ein »moderner feuchter Wundverband« vorliegt, der zwei bis vier Tage auf der Wunde belassen werden kann. Zwischen der Polyurethanschicht und der Hydrogelkompresse liegt eine dünne Karbon-Silber-Schicht, die für die Leitung des Stroms verantwortlich ist. Um den Strom abzuleiten, wird während der 30-minütigen Behandlung eine zweite, wieder verwendbare Elektrode (»Disperserelektrode«) mindestens 30 cm von der Wunde entfernt aufgeklebt. Beide Elektroden werden zweimal täglich für 30 Minuten mit dem Stimulationsgerät verbunden. Dies kann in den meisten Fällen vom Betroffenen eigenverantwortlich durchgeführt werden.

Die Anwendung wird stationär und ambulant durchgeführt. Die Verbandelektroden können als Wundverbände zu Lasten der GKV (Gesetzlichen Krankenversicherung) rezeptiert werden.

Wichtig: Die Firmeninformationen sind zu beachten!

Indikationen:
- Wundkonditionierung vor plastisch-chirurgischen Eingriffen
- Chronische, therapieresistente Wunden in Verbindung mit der angezeigten Kausaltherapie

Kontraindikationen:
- Patienten mit Herzschrittmacher
- Metallimplantate in unmittelbarer Nähe
- Unbehandelte Osteomyelitis in Wundnähe
- Unbehandelte tiefe Beinvenenthrombose
- Malignes Gewebe
- Trockene Nekrosen
- Schwangerschaft
- Bekannte Allergien gegen Bestandteile der Verband- oder Disperserelektrode
- Gleichzeitiger Anschluss des Patienten an ein Hochfrequenz-Chirurgiegerät

Geräte, die auf die Anwendung elektrischen Stroms beruhen, werden u. a. angeboten von:
- Fa. GerroMed Pflege- und Medizintechnik GmbH & Co. KG
- AirSystems Medizinische Produkte GmbH
- Sachtleben GmbH

62. Frage: Welche wundbezogenen Informationen zum Patienten sollten in der Überleitung stationär-ambulant sowie ambulant-stationär ausgetauscht werden?

Im Rahmen des Nationalen Expertenstandards »Entlassungsmanagement« gibt es vorgegebene Abläufe und Informationen, wie eine Entlassung aus dem Krankenhaus in den häuslichen Bereiche bzw. eine stationäre Pflegeeinrichtung stattfinden sollte.

Wichtig ist, dabei zu beachten, dass nicht nur ambulante Pflegedienste und stationäre Pflegeeinrichtungen wundbezogene Informationen benötigen. Sie sind ebenso wichtig bei der Aufnahme in ein Krankenhaus, um eine adäquate und weiterführende Wundversorgung zu gewährleisten. Deshalb ist es sinnvoll Informationen in beide Richtungen auszutauschen.

Bezogen auf die Wunde heißt dies nach dem Nationalen Expertenstandard »Pflege von Menschen mit chronischen Wunden«:

- Medizinische Diagnose (Grunderkrankung, Wundart und Schwergradeinteilung, bisherige diagnostische und therapeutische Maßnahmen)
- Wundlokalisation
- Wunddauer
- Rezidivzahl/-häufigkeit
- Wundgröße
- Wundgrund
- häufigste Gewebeart
- Exsudat/Transudat
- Wundgeruch
- Wundrand
- Wundumgebung
- Infektionszeichen
- Wund- bzw. wundnaher Schmerz
- die aktuelle Wundversorgung
- Selbstmanagementkompetenzen
- Psyche

Außerdem sind Informationen wichtig, die die häusliche bzw. stationäre Versorgung betreffen, um eine Gewährleistung der Versorgung nach der Entlassung zu sichern. Zudem sollten rechtzeitig weiterführende Maßnahmen geklärt werden, wie etwa eine Schuhversorgung, Versorgung mit Rollstuhl oder Rollator, ggf. ein Pflegebett.

Nur durch den Austausch von Informationen in beide Richtungen, also stationär-ambulant und ambulant-stationär, ist eine lückenlose Versorgung und Behandlung eines Patienten mit einer Wunde zu gewährleisten.

63. Frage: Benötigt eine Wunde noch eine Abdeckung mit einem Verband, sobald sie epithelisiert ist?

Ja, frisch epithelisierte Wunden sollten noch mit einem Schutzverband versehen werden, da das neu gebildete Epithel sehr empfindlich und noch nicht ausreichend belastungsstabil ist. Es können zum Schutz Folienverbände oder transparente Hydrokolloide aufgebracht und für mehrere Tage belassen werden. Darunter hat das Epithel die Möglichkeit sich zu festigen und belastungsstabil zu werden.

64. Frage: Wie schütze ich eine freiliegende Sehne am besten vor dem Austrocknen?

Der Einsatz von amorphen (formlosen) Hydrogelen ist hier indiziert, um die Sehnenanteile zu befeuchten und feucht zu erhalten. Gegebenfalls sollte ein Wunddistanzgitter verwendet werden, um zu verhindern, dass das Hydrogel direkt in den Sekundärverband aufgenommen wird. Es kann nötig werden, das Hydrogel täglich zu erneuern, je nachdem wie viel Feuchtigkeit die betroffene, freiliegende Sehne benötigt.

65. Frage: Warum sollten keine Fußbäder bei Wunden im Fußbereich gemacht werden?

Durch ein Fußbad kommt es zu einer Auflockerung des Gewebes und somit zu einem besseren Eindringen von Keimen in tiefere Gewebsschichten.

66. Frage: Wie gut wirken systemische Antibiotika in einer Wunde bei einem Patienten mit einer pAVK (periphere arterielle Verschlusskrankheit)?

Bei Patienten mit einer Wunde auf dem Boden einer arteriellen Verschlusskrankheit mit hochgradiger Verengung der peripheren Gefäße, ist die Durchblutung des entsprechenden Areals häufig so unzulänglich, dass auch das systemisch eingenommene Antibiotikum (egal ob oral oder intravenös verabreicht) in zu geringer Dosis im entsprechenden Gebiet ankommt.

Deshalb ist es wichtig eine lokale antiseptische Therapie vorzunehmen und diese bei einer Wundinfektion ggf. mit einer systemischen Antibiotikatherapie zu kombinieren.

67. Frage: Was kann man bei Wunden tun, die durch eine Mykose entstanden sind?

Im Gegensatz zu klassischen chronischen Wunden, wie Ulcus cruris und Dekubitus, sollten Wunden, die durch eine Mykose entstanden sind, trocken behandelt werden, um dem Pilz die für ihn lebensnotwendige Feuchtigkeit zu entziehen. Eine feuchte Wundtherapie führt zu einer Verschlimmerung der Mykose.

Es lassen sich hierbei gut Aktivkohleverbände in Kombination mit Silber einsetzen. Die Aktivkohle bindet die Pilze und deren Sporen in deren Struktur. Auch der Einsatz von bakterienbindenden Fasern ist möglich, da diese ebenso Pilze binden.

Der Sekundärverband sollte aus trockenen Kompressen bestehen und einem luftdurchlässigen Klebevlies.

Die umgebenden Hautareale sollten mit einem Antimykotikum behandelt werden, wofür man besonders im Anal- und Sakralbereich Pasten verwendet, da diese besser anhaften. Zudem enthalten Pasten einen hohen Puderanteil, der zusätzlich Feuchtigkeit bindet.

Wichtig ist zu bedachten, dass nach Abschluss der Wundheilung die antimykotische Behandlung auch in diesem Bereich für mindestens sechs Wochen fortgeführt werden sollte, um eine Ausheilung der Pilzinfektion zu erreichen und ein Wiederaufflammen der Mykose zu verhindern.

68. Frage: Wie viel Eiweiß sollte ein Patient mit einer chronischen Wunde täglich erhalten?

Da Patienten mit einer chronischen Wunde einen hohen Eiweißbedarf haben, sollten diese täglich 1,6–2 g pro kg Körpergewicht erhalten.

Wichtig ist es bei solchen Patienten selbst mit einem grenzwertigen Albuminwert eine Substitution von Eiweiß anzudenken, da dies für alle Wundheilungsprozesse wie die Proliferation (Gewebewachstum) und für die Immunabwehr nötig ist.

69. Frage: Was begünstigt die Entstehung von Varizen?

Abflussbehinderung
- Zu enge, einschnürende Kleidung
- Schwangerschaft
- Sportarten mit Bauchpresse und schweres Heben
- Chronischer Husten oder Verstopfung (starkes Pressen etwa beim Stuhlgang verursacht erhöhten Druck in die Beinvenen)
- Langes Sitzen
- Übergewicht

Erschlaffung der Venenwand
- Bindegewebsschwäche
- Hormone (Pille, Wechseljahreshormone, Schwangerschaft)
- Alkohol
- Wärme

Behinderung oder Ausschaltung der Muskelpumpe
- Langes Sitzen oder Stehen
- Hohe Absätze (keine Abrollbewegung des Fußes mehr möglich; ohne Abrollbewegung keine Aktivierung der Muskelpumpe)
- Immobilität
- Lähmungen (durch fehlende Bewegung, keine Aktivierung der Muskelpumpe)

Familienanamnese
Es besteht eine große Wahrscheinlichkeit, dass die Veranlagung zu Venenerkrankungen vererbt wird.

70. Frage: Welche Kompressionsklassen gibt es?

Tabelle 5: Die vier Kompressionsklassen (KKL)

Kompressions-klasse (KKL)	Bezeichnung	Druck	Anwendung
I	Leichte Kompression	18–21 mm Hg	• vorbeugend – bei müden, schweren Beinen durch langes Stehen • während der Schwangerschaft • Thromboseprophylaxe
II	Mittlere Kompression	23–32 mm Hg	• ausgeprägte Varikosis • Rezidivprophylaxe nach abgeheiltem Ulcus cruris venosum • bei geschwollenen Beinen • nach Phlebitis • nach Verödung oder Operation • bei vorhandenen Varizen während der Schwangerschaft
III	Starke Kompression	34–46 mm Hg	• nach tiefer Beinvenenthrombose • postthrombotische venöse Insuffizienz • sekundäre Varikosis • Rezidivprophylaxe nach abgeheiltem Rezidiv eines Ulcus cruris venosum • ausgeprägte Ödemneigung • Dermatoliposklerose
IV	Extra starke Kompression	49 mm Hg und größer	• Lymphödem • Elephantiasis

Wichtig: Kompressionsklassen können addiert werden! So ergeben ein Strumpf mit KKL I und ein Strumpf mit KKL II übereinander getragen etwa KKL III (Quelle: LL Ulcus cruris, DGP).

71. Frage: Gibt es spezielle Kompressionsstrümpfe zur Therapie eines Ulcus cruris venosum?

Im Handel werden verschiedene Therapiestrümpfe zur Behandlung eines Ulcus cruris venosum angeboten. Dazu gehören (Auswahl): Mediven® ulcer kit, Saphenamed®, Rosidal® mobil, Bauerfeind® venotrain ulcertec. Diese Therapiestrümpfe weisen einen Kompressionsdruck von 36–40 mm Hg auf (Kompressionsklasse III).

Meist werden Therapiestrumpfsysteme angeboten. Das heißt, diese Systeme bestehen aus einem Unter- und Oberstrumpf. Der Unterstrumpf kann vom Betroffenen auch nachts getragen werden. Dessen Kompressionsstärke entspricht einem Thromboseprophylaxestrumpf mit einem Kompressionsdruck von ca. 18 mm Hg. Tagsüber wird der Oberstrumpf über den Unterstrumpf gezogen, sodass in Kombination der für die Ulcus cruris venosum-Therapie nötige Kompressionsdruck von 40 mm Hg entsteht.

72. Frage: Welche Materialien finden bei der Kompressionstherapie Anwendung?

Kurzzugbinden

Kurzugbinden sind die »klassischen« Binden für die Kompressionstherapie. Sie weisen einen hohen Arbeitsdruck und einen niedrigen Ruhedruck auf. Ihre Dehnbarkeit beträgt in etwa 30–70 %.

Es werden komplette Kurzzugkompressionssets angeboten, in denen alle Materialien für eine adäquate Kompression (Schlauch, Unterpolsterung, Kurzzugbinden) enthalten und wiederverwendbar (waschbar) sind.

Mehrlagenkompression/Kompressionssysteme

Mehrlagenkompressionssysteme sind Kombinationen aus Lang- und Kurzzugbinden. Sie halten den erforderlichen Kompressionsdruck über mehrere Tage bis zu einer Woche aufrecht.

Kompressionsstrumpfsysteme (Therapiestrumpfsysteme)

Diese sogenannten Ulcusstrümpfe haben die Kompressionsklasse III, sie bestehen zumeist aus einem Unterstrumpf der KKL I und einem klassischen Kompressionsstrumpf der KKL II, wobei der Unterstrumpf auch während der Nacht getragen wird. Über Tag wird zusätzlich der Kompressionsstrumpf darüber getragen. Beide Strümpfe zusammen ergeben den notwendigen Kompressionsdruck der Klasse III zur Therapie bestehender venöser Ulcera.

73. Frage: Was sind die Vor- und Nachteile von Mehrlagenkompression?

Vorteile

Erfahrungen haben gezeigt, dass die Mehrlagenkompressionssysteme (siehe Frage 72) eine sehr gute entstauende Wirkung haben. Sie können 4–7 Tage kontinuierlich am Bein verbleiben. Der Verband passt sich immer wieder der Extremität an und hält über den gesamten Zeitraum den erforderlichen Druck.

Die Systeme sind auch relativ einfach anzulegen. Einige enthalten optische Hilfen um den richtigen Zug beim Anlegen herzustellen.

Sie werden von den Betroffenen als sehr angenehm empfunden und gut akzeptiert.

Nachteile

Nachteilig ist sicherlich die eingeschränkte Möglichkeit der Hautpflege an den Füßen. Diese muss dann während des Wechsels einmal wöchentlich erfolgen.

Außerdem entfernen die Betroffenen diesen Verband bei Schmerzen nicht so schnell wie einen konservativen, was bei arteriell bedingten Schmerzen nachteilig ist.

Die Mehrlagenkompressionsverbände sind zudem in der Regel nicht wiederverwendbar, werden zum Wechseln aufgeschnitten und komplett erneuert. Somit sind sie kostenintensiv, werden sie zu häufig gewechselt. Bei stark nässenden Wunden und täglich notwendigen Verbandwechseln sollte auf Kurzzugbindensysteme zurückgegriffen werden.

74. Frage: Was macht ein Homecare-Unternehmen?

In der Behandlung von Menschen mit Wunden übernehmen Home Care Unternehmen und deren Mitarbeiter eine beratende und unterstützende Tätigkeit bei der Wundversorgung. Sie dienen als Vermittler zwischen Klinikbereich und ambulanter Weiterversorgung bzw. der Versorgung in stationären Pflegeeinrichtungen, sowie dem betreuenden Arzt. Zudem kümmern sich Home Care Unternehmen um die Unterstützung bei der Dokumentation, sowie das Liefern der für die Wundbehandlung nötigen Produkte.

7 WUNDAUFLAGEN / VERBANDSTOFFE

75. Frage: In was für Kategorien lassen sich Verbandstoffe einteilen?

Tabelle 6: Kategorien der Verbandsstoffe (Quelle: Vasel-Biergans & Probst 2010, S.14)

Klasse	Definition	Beispiele
Klasse I bzw. I s (sterile Produkte)	Verbandmittel, die als mechanische Barriere zur Absorption von Exsudat, zur Fixierung oder zur Kompression eingesetzt werden.	• Semipermeable Wundfolien, • Mullkompressen, • Saugkompressen, • Fixiermittel, • Elastische Binden
Klasse II a	Verbandmittel, die nicht I oder II b zuzuordnen sind, insbesondere Produkte, die die Mikroumgebung beeinflussen (z. B. um ein ideal feuchtes Klima zu schaffen).	• Alginat-Kompressen, • Hydrogel-Kompressen, • Schaumstoff-Kompressen, • Hydrokolloide
Klasse II b	Verbandmittel, die bei sekundär heilenden Wunden eingesetzt werden, bei denen eine Durchtrennung der Dermis vorliegt (tiefe Wunden).	• Alginat-Tamponaden, • Hydrogel (amorph), • Schaumstoff-Tamponaden, • Mullbinde zur Tamponade
Klasse III (hohes mögliches Gefahrenpotenzial)	Verbandmittel, die z. B. ein Arzneimittel enthalten, das die Wirkung des Medizinprodukts auf den menschlichen Körper unterstützt.	• PVP-iodhaltige Wundgazen, • Iodoformhaltige Tamponadenbinden, • Polihexanidhaltige Wundhauflagen
	Produkte, die tierische Gewebe enthalten.	• Kollagen-, gelatinehaltige Wundauflagen.

76. Frage: Was für Verbandstoffarten gibt es für die moderne Wundversorgung?

Aktivkohle-Wundauflagen
z. B. Vliwaktiv®, CarboFlex®, Carbonet®, Askina Carbosorb®

Diese Auflagen bestehen in der Regel aus mehreren Schichten (z. B. Vliesumhüllung, Viskosefasern, Zellstoff, Absorptionskissen) und besitzen einen Kern aus Aktivkohle. Diese Wundauflagen verfügen über Eigenschaften wie Geruchsbindung, Absorbtion von Bakterien einschließlich derer Toxine in die Aktivkohle sowie eine hohe Absorption von Exsudat. Sie eigenen sich zum Einsatz bei übel riechenden Wunden (z. B. Tumorwunden, Abszesse, Eiterherde), infizierten Wunden, Ulcus cruris, Dekubitus, Diabetisches Fußsyndrom, Analfisteln, infizierte Oberflächenwunden.

Diese Verbände dürfen nicht zerschnitten werden!

Alginate
z. B. Cutimed® Alginat, Sorbalgon®, SeaSorb®, Suprasorb® A, Kaltostat®, AlgiSite® M

Alginate werden aus marinen Braunalgen hergestellt, denen die Alginsäure (ein zelluloseähnliches Polysaccharid) entzogen wird. Dieses dient als Grundlage zur Herstellung von Alginat.

Alginatkompressen/-tamponaden bestehen aus tamponierbaren, wirkstofffreien Calzium-Alginat-Fasern, die sich im Austausch mit Natrium aus Blut und Exsudat in ein hydrophiles, nicht mit der Wunde verklebendes Gel umwandeln.

Je nach Alginat werden die Kompressen und Tamponaden mit zusätzlichen Fasern verstärkt oder als Hydroalginat mit Carboxymethylcellulose angereichert, um die Aufnahmekapazität des Alginats zu erhöhen. Alginate verfügen über eine hohe, spontane Aufnahmekapazität. Aufgrund ihres geringen Gewichtes ist die Gesamtaufnahme an Flüssigkeit allerdings begrenzt. Während des Gelbildungsprozesses werden Keime und Detritus (Gewebszerfall) in die Struktur aufgenommen. Durch den hohen Calciumanteil besitzen Alginate eine hämostyptische (blutstillende) Wirkung.

Alginate finden Anwendung bei mittel bis stark exsudierenden, infizierten und nicht infizierten Wunden. Ferner werden sie bei unterminierten Wunden mit Höhlen- bzw. Taschenbildung, Fisteln und Abszessen eingesetzt und bei der sekundären Wundheilung bei Naht- und Hautnahtinsuffizienz.

Wichtig ist, Alginate locker in Wundhöhlen/-taschen einzubringen, um einen Druckschaden des Gewebes zu verhindern. Bei zu starkem Eintamponieren, ggf. mit zu viel Material, aber auch durch das Ausdehnen des Alginats beim Gelbildungprozess kann das Gewebe sonst geschädigt werden. Alginate sollten nicht über den Wundrand überlappend aufgelegt werden, da es zu Mazerationen kommen kann. Sie können zerschnitten und/oder gerissen bzw. gefaltet werden.

Wichtig! Die Wundhöhlen und -taschen müssen einsehbar sein, damit eventuelle Alginatreste beim Verbandwechsel zu erkennen sind. Alginate sollen beim Verbandwechsel vollständig aus der Wunde entfernt werden. Dies erfordert eine genaue Inspektion des Wundgrundes.

Folienverbände
z. B. OpSite®, Tegaderm®, Hydrofilm®, Cutifilm®, Mefilm®, Suprasorb® F

Bei Folienverbänden handelt es sich um semipermeable Polyurethan-Folien, die hauchdünn, elastisch und transparent sind. Sie sind mit einem Polyacrylatkleber beschichtet, der eine bessere Haftung entwickelt, wenn er nach dem Aufbringen mit der Hand für einen kurzen Moment erwärmt wird.

Wichtig ist zu wissen, dass hier keine Exsudataufnahme stattfindet!

Folienverbände finden Anwendung zum Schutz vor Sekundärinfektionen, als Abdeckung von trockenen, primär heilenden Wunden (z. B. Schürfwunden), zur Wundverbandfixierung, als Schutzverband bei frisch epithelisierten Wunden, für die semiokklusive Anwendung topischer Lokalanästhetika (z. B. EMLA®-Creme).

Folienverbände sollten nicht als direkte Wundauflage bei klinisch infizierten, blutenden oder exsudierenden Wunden zur Anwendung kommen!

Gelierender Schaumverband
z. B. Versiva® XC

Hierbei handelt es sich um einen Kombinationsverband aus Hydrofiber® (bestehend aus Carboxymethylcellulose) und einem Polyurethanschaum. Durch Kontakt mit Exsudat quellen die trockenen Fasern auf und bilden ein formstabiles, kohäsives Gel.

Dieser Verband schafft ein feuchtes Wundmilieu, wobei überschüssiges Exsudat im Polyurethanschaum gebunden wird. Es wird ein atraumatischer Verbandwechsel ermöglicht. Die vertikale Absorption verhindert eine Mazeration der Wundränder und der Wundumgebung. Der Verband passt sich in gelierter Form dem Wundbett an und kleidet dieses aus.

Es kommt zu einem Einschluss von Exsudat, Zelltrümmern, Enzymen und Mikroorganismen durch Retention in die Fasern.

Einsatz findet dieser Verband bei mittel bis stark exsudierenden, oberflächlichen Wunden. Bei tieferen Wunden kann als Füllmaterial eine Hydrofaser verwendet werden.

Hydrofaser
z. B. Aquacel®, Aquacel® Extra

Die sogenannte Hydrofiber® besteht aus Natriumcarboxymethylcellulose, die sich bei Kontakt mit Wundexsudat in ein strukturstabiles Gel umwandelt.

Durch ihre große Speicher- und Retentionsfähigkeit kann bis maximal das 25-fache Ihres Eigengewichtes an Flüssigkeit aufnehmen. Die Flüssigkeit aus der Wunde wird von der Faser in vertikaler Richtung aufgenommen, d. h. nur dort, wo Flüssigkeitskontakt besteht.

Die Faser ist in feuchtem und trockenem Zustand strukturstabil. Sie lässt sich atraumatisch aus der Wunde entfernen, da es zu keinem Verkleben mit dem Wundgrund kommt. Sollte der Gelbildungsprozess beim Verbandwechsel noch nicht abgeschlossen sein, kann dieser durch Zufuhr von Flüssigkeit beschleunigt werden, sodass sich die Hydrofaser einfach aus der Wunde spülen lässt.

Durch die vertikale Flüssigkeitsaufnahme wird der Wundrand vor Mazeration geschützt. Das feuchte Wundmilieu wird erhalten.

Zum Einsatz kommen Hydrofasern bei mäßig bis stark exsudierenden Wunden, Ulcus cruris, diabetischen Geschwüre, Dekubitus sowie bei postoperativen Wundheilungsstörungen und Verbrennungen 2. Grades.

Hydrogel-Wundauflagen
z. B. Hydrosorb®, Opragel®, Suprasorb® G Gelkompresse, Curagel®

Hydrogel-Wundauflagen sind physikalisch dreidimensionale Netzwerke aus hydrophilen Polymeren. Je nach Hydrogelart beinhalten diese Wundauflagen ca. 60–95 % an gebundenem Wasser, sind aber selbst in Wasser unlöslich.

Hydrogel-Wundauflagen haben keine spontane Ansaugkraft. Das Saugvermögen ist gering, setzt erst nach einiger Zeit ein und steigert sich langsam. Durch den hohen Wasseranteil entsteht ein leicht kühlender und somit schmerzlindernder Effekt, der als angenehm empfunden wird. Da der Verbandstoff transparent ist, kann eine Wundkontrolle stattfinden, ohne dass der Verband abgenommen werden muss.

Die Wundauflage ist atraumatisch und schmerzfrei zu wechseln und eignet sich besonders für austrocknungsgefährdete Wunden.

Hydrogel-Wundauflagen sind geeignet für Wunden mit wenig Exsudation ab der Granulationsphase. Es darf keine Infektion vorliegen. Besonders gut eignet sich diese Wundauflage für die Versorgung von Hautläsionen bei Pergamenthaut sowie zur Rehydrierung trockener Wunden.

Hydrogele (Tube)
z. B. Cutimed® Gel, Hydrosorb® Gel, Purilon® Gel, Varihesive® Gel, IntraSite®, NuGel®

Hierbei handelt es sich amorphe, also formlose Gele, die über einen hohen Wasseranteil verfügen und teilweise zusätzliche Fasern wie Alginat oder Carboxymethylcellulose enthalten.

Hydrogele sind besonders geeignet für trockene und austrocknungsgefährdete Wunden, zur Rehydrierung trockener Wunden, zum autolytischen Débridement sowie zur Hydrierung freiliegender Knochen und Sehnen.

Hydrokapillarverband
z. B. Alione®

Der Hydrokapillarverband besteht aus mehreren Schichten und ist durch seine superabsorbierende Eigenschaften in der Lage, große Mengen an Exsudat aufzunehmen.

Der Verband setzt sich aus einem Superabsorber aus Cellulosefaser, einer hydrokapillaren Polsterschicht, einer Hydrokolloidschicht (zum Mazerationsschutz der Umgebungshaut) und einem semipermeablen Polyurethanfilm zusammen.

Dieser Verband eignet sich für alle exsudierenden Wunden (Vorsicht jedoch bei infizierten Wunden), sekundär heilenden chirurgischen Wunden, Inzisionswunden und Verbrennungen. Er sollte nicht bei Wunden eingesetzt werden, die hauptsächlich oder ausschließlich auf arterieller Insuffizienz beruhen.

Es sollte darauf geachtet werden, dass das absorbierende Polster (hydrokapillare Schicht) größer als die Wunde ist.

Ein Hydrokapillarverband kann unter Kompressionsverbänden verwendet werden.

Die Kombination mit amorphen Hydrogelen ist nicht sinnvoll, da durch die hohe Ansaugkraft des Verbandes das Gel direkt aufgenommen wird und damit keinen Effekt hat.

Hydrokolloid
z. B. Comfeel®, Hydrocoll®, Varihesive®, Algoplaque®, Suprasorb® H

Hydrokolloide bestehen aus Elastomeren, die mit Quellstoffen wie Pektinen, Gelatine und Zellulosederivaten beschichtet sind. Durch die Aufnahme von Exsudat werden diese Quellstoffe gelförmig. Das so entstandene Gel expandiert in die Wunde, füllt diese auf und hält sie feucht.

Bei Abnahme des Verbandes verbleibt das Gel in der Wunde und muss ausgespült werden.

Verwendung finden Hydrokolloide bei oberflächlichen, leicht bis mäßig exsudierenden Wunden, Verbrennungen zweiten Grades und Spalthautentnahmestellen.

Ein Hydrokolloid sollte nicht bei klinisch infizierten Wunden, im Bereich von freiliegenden Knochen, Muskeln und Sehnen und zur Versorgung von Tumorwunden verwendet werden.

Um eine bessere Haftung des Hydrokolloids zu erreichen sollte der Verband nach dem Aufbringen mit der Hand erwärmt werden, da erst bei Wärme der enthaltene Polyacrylatkleber seine optimale Hafteigenschaft entwickelt.

Das entstandene Gel hat einen für Hydrokolloide typischen Geruch.

Hydrophobe Faser
z. B. Cutimed® Sorbact

Die Wirkung der hydrophoben Faser beruht auf einem physikalischen Prinzip, bei dem Keime aufgrund von hydrophoben Wechselwirkungen an die Faser gebunden werden. Die hydrophobe Substanz ist Dialkylcarbamoylchlorid (DACC)

Einsetzbar ist die hydrophobe Faser bei infizierten, kritisch kolonisierten und infektionsgefährdeten Wunden sowie bei allen chronischen Wunden, postoperativen Wundheilungsstörungen, traumatischen Wunden, Exzisionswunden (z. B. Abszesse) und Tumorwunden.

Hydrophobe Fasern dürfen nicht zusammen mit Salben oder Cremes angewendet werden, da es so zu einer starken Beeinträchtigung der antimikrobiellen Wirkung kommt.

Hydropolymerverbände

Hierbei handelt es sich um feinporige Schaumverbände auf Grundlage von Hydropolymeren, welche strukturbeständig sind und bei Kontakt mit Exsudat aufquellen und die Wunde auffüllen. Hydropolymere zeichnen sich durch eine hohe Exsudataufnahmekapazität aus, wodurch ein Exsudatstau verhindert wird. Wundexsudat und Zellbestandteile werden in die Struktur aufgenommen und beim Verbandwechsel entfernt, z. B. Biatain®, Tielle®, Suprasorb® P.

Es gibt Hydropolymere, in die Superabsorber eingelagert sind, sodass sich die Aufnahmekapazität erhöht, z. B. Cutimed® Siltec, Allevyn® cavity plus, Tegaderm® Foam.

Hydropolymerverbände sind mit und ohne Kleberand erhältlich. Schäume mit Kleberand können folgende Zusatzbezeichnungen haben: selbsthaftend, border, adhäsiv.

Zudem gibt es Schaumverbände, die mit Silikon beschichtet sind (z. B. Mepilex®, Cutimed® Siltec, Allevyn® Gentle Border), die sich besonders für Patienten mit hohem Allergiepotenzial, multiplen Allergien oder einer starken Hautsensibilität eignen, da Silikon sehr hypoallergene Eigenschaften aufweist.

Je nach Dicke und Aufnahmekapazität des Hydropolymerverbandes eignet sich der Verband für leicht bis stark exsudierende Wunden.

Hydropolymere, die in Wundhöhlen eingebracht werden können (z. B. Biatain® cavity, Allevyn® plus cavity), dürfen nur locker eingelegt werden, da sie durch ihre hohe Aufnahmefähigkeit an Exsudat stark aufquellen.

Offenporige Polyurethan-Schaumverbände
z. B. Epigard®, SYSpur-derm®, Alldress®

Diese Schaumkompressen bestehen aus einem zweischichtigen Polyurethan-Schaumstoff, dessen unterschiedliche physikalische Strukturen ihre Wirksamkeit ausmachen.

Die offenporige Struktur der auf der Wundfläche haftenden Unterseite besitzt ein hohes Aufnahmevermögen für Wundexsudat, Detritus (Gewebszerfall) und Keimen. Die verdichtete Deckschicht dient als Barriere gegen Sekundärinfektionen und Flüssigkeitsverlust.

Offenporige Schaumstoffe üben einen starken Granulationsreiz aus. Durch den intensiven Reinigungseffekt eignen sie sich für verschmutzte, exsudierende und infizierte Wunden. Sie dürfen allerdings nicht auf Knochen, Knorpel, Periost, Perichondrium, Sehnen angewendet werden. Bei Gewebszerstörungen im Subkutisbereich besteht bei Anwendung Austrocknungsgefahr und somit die Gefahr der Nekrosebildung.

Durch den Adhäsionseffekt von offenporigen Schaumstoffen sind Schmerzen beim Verbandswechsel sowie Verletzungen am Granulationsgewebe möglich, da die Zellen durch den starken Granulationsreiz dazu neigen, in den Schaumstoff einzuwachsen.

Proteasehemmende Matrix
z. B. Promogran®, URGOSTART®, 3M™ Tegaderm® Matrix

In einer chronischen Wunde findet sich häufig ein Überschuss an sogenannten MMPs (Matrix-Metalloproteasen), die sich negativ auf die Wundheilung auswirken.

Die Proteasehemmende Matrix bindet und deaktiviert Proteasen, wodurch natürlich vorhandene Wachstumsfaktoren gegenüber dem Abbau durch MMPs geschützt sind. Somit wird die Granulation und Epithelisierung gefördert.

Die Matrix kann bei allen stagnierenden Wunden angewandt werden. Wichtig ist allerdings abzuklären, ob die Stagnation eventuell. aufgrund einer kritischen Kolonisation bzw. Infektion entstanden ist. Ist dies nicht der Fall eignet sich die Proteasehemmende Matrix, um die Wundheilung voranzubringen.

Wundgaze/-tülle
z. B. Atrauman®, Cuticerin®, Physiotüll®, Jelonet®, Adaptic®, Tegapore®

Wundgaze/-tülle und sind für den Einsatz bei oberflächlichen, nässenden und infizierten Wunden konzipiert. Sie gewährleisten einen ungehinderten Exsudatabfluss und verhindern ein verkleben des Sekundärverbandes mit dem Wundgrund.

Es gibt Wundauflagen aus unterschiedlichen Geweben und mit verschiedenen Beschichtungen, z. B. Wollwachs, Paraffin, Glycerin. Gerade die grobmaschigen mit Paraffin oder Wollwachs beschichteten Gazen müssen täglich gewechselt werden, da sie sonst mit dem Wundgrund verkleben. Geeignet sind diese Produkte in der Infektion und bei sehr starker Exsudation.

Hydroaktive Wunddistanzgitter
z. B. Sorbion® Plus, Mepitel®, Mepitel® one, Urgotüll®, SilNet®, Adaptic® touch

Die hydroaktiven Wunddistanzgitter bestehen aus Silikon, Lipokolloid, oder aus anderen synthetischen Materialien (z. B. Sorbion® Plus), welche ein Verkleben mit den Wundgrund verhindern und auch über längere Zeit (bis zu sieben Tagen) auf der Wunde verbleiben können. Eingesetzt werden sie bei oberflächlichen, trockenen bis schwach exsudierenden Wunden, besonders auch bei Hautproblemen (Altershaut, Cortisonhaut) und müssen mit einem Sekundärverband abgedeckt werden

Alle Wunddistanzgitter und Wundgazen besitzen keine saugenden Eigenschaften, sind durchlässig für Flüssigkeit, sie benötigen einen Sekundärverband und dürfen nicht doppelt oder mehrfach gelegt werden. Dadurch kommt es zu einem Okklusiveffekt, was zu einem Exsudatstau führt.

Durch Salbenauftrag halten sie Wundflächen und Wundränder geschmeidig.

Silber-Aktivkohle-Auflagen
z. B. Vliwaktiv® Ag, Actisorb® silver

Diese Kompressen enthalten einen Aktivkohlekern, in den elementares Silber eingelagert ist und der eine deutliche keimreduzierende Wirkung besitzt.

Aktivkohle wirkt zudem geruchsbindend, was bei riechenden Wunden von Vorteil ist. Zudem werden Erreger sowie deren Toxine in der Kohlestruktur gebunden.

Eingesetzt werden diese Auflagen bei mittel bis stark exsudierenden, infizierten und infektionsgefährdeten Wunden wie Tumorwunden, Ulcus cruris, Dekubitus und Diabetisches Fußsyndrom. Sie sind tamponierfähig und beidseitig verwendbar. Dadurch eignen sie sich zum Einbringen in Wund-

höhlen und -taschen sowie zur Anwendung in unterminierte Wunden und Abszesshöhlen.
Bei einer bekannten Allergie gegen Silber dürfen diese Einlagen nicht angewendet werden.
Die Auflagen dürfen nicht zerschnitten werden.

Silberauflage (mit nanokristallinem Silber)
z. B. Acticoat®

Hierbei handelt es sich um eine Auflage, die aus drei Schichten besteht: Ein absorbierender innerer Kern ist zwischen den beiden äußeren silberbeschichteten und nicht verklebenden Netzen aus Polyethylen eingearbeitet. Bei der Silberbeschichtung handelt es sich um eine Bedampfung mit nanokristallinem Silber – d. h. elementares Silber wird durch Nanotechnologie in kleinste Teilchen aufbereitet, wodurch die Oberfläche vergrößert wird und sich der Silberanteil deutlich erhöht.

Silberauflagen mit nanokristallinem Silber besitzen eine stark keimreduzierende Wirkung aufgrund des hohen Silberanteils, der in die Wunde abgegeben wird. Sie sind tamponierfähig und können geschnitten werden, wobei darauf geachtet werden sollte, dass ein Schweißpunkt verbleibt, da sonst die Schichten auseinander fallen.

Einsatz finden diese Auflagen bei infizierten, kritisch kolonisierten und infektionsgefährdeten Wunden, auf Explantations- und Transplantationsarealen und bei Tumorwunden.

Durch die hohe Dichte an Silber kann es zu einem Brennen kommen. Dies wird vermieden, indem die Auflage mit sterilem Wasser angefeuchtet wird. Diese Silberauflagen dürfen nicht mit Kochsalzlösung befeuchtet werden!

Der Verband ist vor einer MRT-Untersuchung und Bestrahlungstherapien zu entfernen.

Spül-Saug-Kompresse
z. B. Tender Wet® 24, Tender Wet® active

Hierbei handelt es sich um eine mehrschichtige, kissenförmige Wundauflage, in die superabsorbierendes Polyacrylat-Granulat eingebracht wurde.

Die äußere Ummantelung besteht aus einem hydrophoben Gestrick, welches Exsudat ungehindert passieren lässt und einem Verkleben mit der Wunde entgegenwirkt.

Das Polyacrylat-Granulat wird mit Ringer®-Lösung befeuchtet und somit aktiviert bzw. ist bereits in aktiviertem Zustand erhältlich.

Da das Polyacrylat eine höhere Affinität an Eiweißen aufweist, wird die Ringer®-Lösung an die Wunde abgegeben und im Austausch Eiweißstoffe wie Nekroseanteile, Detritus (Gewebszerfall), Keime und Proteasen (Protein spaltende Enzyme) aufgenommen und im Granulat gebunden.

Diese Spül-Saug-Kompressen eigenen sich zur Reaktivierung stagnierender oder nur verzögert ablaufender Wundheilung sowie zur Rehydrierung trockener Wunden. Die Wundreinigung bei Nekrosen und belegten Wunden wird unterstützt. Eingesetzt werden können sie ebenfalls zur Behandlung infizierter und nicht-infizierter Wunden während der Reinigungsphase und zu Beginn der Granulationsphase.

Wichtig: Die Kompresse darf nicht zerschnitten werden, da sonst das Polyacrylat-Granulat austritt, welches sich nur schwer wieder aus der Wunde entfernen lässt.

Superabsorbierende Kompresse
z. B. Sorbion® Sachet, Cutisorb® Ultra, Zetuvit® Plus, Vliwasorb®, Alione, Mextra®, Askina® Absorb

Superabsorbierende Kompressen eignen sich durch ihre Aufnahmekapazität zum Einsatz bei stark exsudierenden Wunden. Der Kern aus Polyacrylat-Granulat ist in der Lage, aufgenommenes Exsudat zu binden, sodass es nicht mehr in die Wunde zurück gelangen kann. Die Kompresse bleibt formstabil, quillt aber bei Flüssigkeitsaufnahme stark auf, was beim Einlegen in Wundhöhlen und in Wunddehiszenzen (auseinanderweichende Wundränder) beachtet werden muss. Denn die Saugkompresse benötigt Platz, um sich auszudehnen (außer Askina® Absorb+).

Durch Einbindung der Flüssigkeit und von Eiweißstoffen in den Polyacrylatkern wird die Geruchsentwicklung reduziert.

Eingesetzt werden können diese Kompressen bei stark exsudierenden Wunden (z. B. Bauchwunden, Ulcus cruris, Dekubitus, Tumorwunden), auf nässenden, belegten Hautarealen, bei ödematös aufgequollenen Wundrändern, Fisteln, bei sekundärer Heilung abdominell/sakral.

Wichtig: Die Kompressen dürfen nicht zerschnitten werden!

Silberhaltige Wundauflagen

Zwischenzeitlich gibt es verschiedene, unterschiedliche Verbandmaterialien die Silber enthalten, wie z. B. Alginate (z. B. AlgiSite® Ag, Silvercel®, Acticoat® absorbent), Hydrofaser (z. B. Aquacel® Ag), Hydropoymere (z. B. Biatain® Ag, Allevyn® Ag), Wundgazen (z. B. Atrauman® Ag, Urgotül® Silver).

Zum Einsatz kommen sie bei infizierten, infektionsverdächtigen, kritisch kolonisierten und infektionsgefährdeten Wunden.

Angewendet werden sie wie nicht-silberhaltige Verbandstoffe gleicher Art. Die unterschiedlichen Herstellerinformationen sind unbedingt zu beachten.

Transparenter Hydroaktiv-Verband

z. B. Tegaderm® Absorbent

Dieser Verband besteht aus einer Polyurethan-Folie, einem Polyacrylat-Wundkissen und einem Acrylatkleber.

Durch seine Transparenz ist eine Wundbegutachtung möglich, ohne den Verband abnehmen zu müssen. Exsudat, Zelltrümmer und Keime werden in das Polyacrylatkissen aufgenommen.

Der Verband eignet sich zum Einsatz bei oberflächlichen, schwach bis mäßig exsudierenden Wunden, sowie bei Abschürfungen, Spalthautentnahmestellen, oberflächlichen Hautdefekten.

Die Umgebungshaut muss vor dem Aufbringen trocken und sauber sein. Der Verband darf nicht zugeschnitten werden.

77. Frage: Sind alle Schaumverbände gleich in ihrer Struktur?

Es gibt feinporige, beschichtete, grobporige und offenporige Schaumstoffe. Die unterschiedliche Struktur wird erreicht, indem die Schaumstoffe unterschiedlich stark aufgeschäumt werden.

Feinporige Schaumstoffe nehmen dünnflüssiges Exsudat in ihre Struktur auf und halten dieses dort fest. Je nach Porengröße werden Eiweißstoffe besser oder schlechter in den Schaum aufgenommen. Einige feinporige Schäume expandieren unter Exsudataufnahme. Dies hat den Vorteil, dass kleine Wundtiefen durch den Schaum aufgefüllt werden.

Beschichtete PU-Schäume bleiben formstabil, nehmen dünnflüssiges Exsudat auf und können nicht, aufgrund der Beschichtung, mit dem Wundgrund verkleben. Sie können auch bei geringer Exsudation eingesetzt werden.

Grobporige Schaumstoffe verfügen über eine gute Aufnahme von dickflüssigem, zähem Exsudat und haben die Fähigkeit, Fibrinbeläge zu binden. Dünnflüssiges Exsudat können sie nicht so gut binden.

Offenporige Schaumstoffe üben einen starken Reinigungs- und Granulationsreiz auf die Wunde aus. Häufig kommt es vor, dass das frische Granulationsgewebe mit dem Schaumstoff verwächst, sodass beim Entfernen eine Verletzung am Gewebe und Schmerzen verursacht werden. Diese Schäume finden in der Versorgung von chronischen Wunden kaum noch Einsatz, sondern eher zur kurzfristigen Wundkonditionierung vor plastischen Eingriffen.

78. Frage: Welcher Schaumverband gehört zu welcher Unterteilung?

Tabelle 7: Unterteilung der Schaumverbände

	Feinporig	Beschichtet	Grobporig (gemischtporig)	Offenporig
Quellende, expandierende Schaumverbände	Biatain®, Biatain® cavity, Tielle®, Cutinova® hydro, ALLEVYN™ COMPRESSION, ALLEVYN™ THIN, ALLEVYN™ PLUS CAVITY	Cutimed® Siltec®, Mepilex®		
Formstabile Schaumverbände	Tegaderm™ Foam und -Adhesive, ALLEVYN™ Schaumverband nicht-haftend, ALLEVYN™ Schaumverband haftend, ALLEVYN™ GENTLE, DracoFoam®, PermaFoam®, Suprasorb® P	Mepilex® border und -transfer, ALLEVYN™ GENTLE, ALLEVYN™ GENTLE BORDER	Ligasano®	Epigard®, Syspo-Derm®

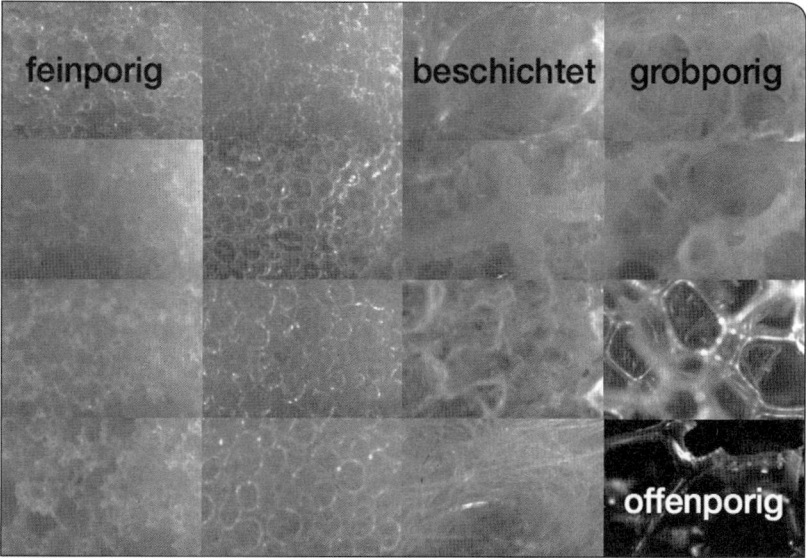

Abb. 1: Handelsübliche Schaumverbände in 200-facher Vergrößerung
(Foto: PD Dr. med. Gunnar Riepe, 2010)

79. Frage: Wann wird welcher Schaum eingesetzt?

In der Reinigungs- bzw. Exsudationsphase kommt der grobporige Schaum zum Einsatz. Die Verbandwechselfrequenz ist in dieser Phase höher, in der Regel alle 2–3 Tage. Bei Wundschmerzen ist dieser Schaum allerdings kontraindiziert.

In der sauberen Granulations- und Epithelisierungsphase kommen die feinporigen und beschichteten Schaumverbände zum Einsatz. Diese halten das ideale feucht-warme Milieu und können fünf bis sieben Tage auf der Wunde verbleiben.

80. Frage: Wie wirken Kollagenprodukte auf die Wundheilung?

Es wird den Kollagenprodukten zugesprochen, dass sie durch die lokale Applikation von nativem Kollagen die körpereigene Kollagensynthese im

Wundgebiet stimulieren. Das soll wiederum zu einer beschleunigten Granulation und Epithelisierung führen. Zusätzlich habe die schwammartigen, offenporigen, porösen Wundauflagen eine ausgeprägte Kapillaraktivität, durch die Exsudat und Zelltrümmer angesaugt werden.

81. Frage: Wie wendet man Kollagen richtig an?

Die porösen Kollagenschwämme werden der Wundgröße entsprechend zugeschnitten oder »gezupft« und direkt auf den Wundgrund aufgelegt. Bei sehr trockenen Wunden sollten sie mit physiologischer Lösung angefeuchtet werden. Abgedeckt werden die Kollagenauflagen entsprechend der Exsudation mit hydroaktiven Wundauflagen, wie z. B. Folien, Hydrokolloiden oder PU-Schaumverbänden zur Erhaltung des ideal feuchten Milieus.

Die Kollagene werden komplett resorbiert und müssen somit nicht zwingend aus der Wunde entfernt werden.

Indiziert sind diese Produkte bei allen chronischen, sekundär heilenden Wunden in der Exsudations- und/oder Granulationsphase. Sie sind nicht bei trockenen Nekrosen und bei infizierten Wunden einzusetzen.

82. Frage: Wie wirkt Honig in der Wunde?

Wichtig: Eingesetzt werden sollten nur Medizinprodukte, die Honig enthalten, wie z. B. Medihoney®, Infectohoney®, Revamil®, Melmax®.

Honig besitzt eine hohe Zuckerkonzentration (84 % Fruktose und Glucose), aufgrund dessen durch Osmose Flüssigkeit aus dem Gewebe in die Wunde gezogen wird. Durch die vermehrte Exsudation wird die autolytische Wundreinigung unterstützt, zudem Wundödeme verringert.

Durch den osmotischen Effekt kann es zu Schmerzen in der Wunde kommen.

Honig werden antimikrobielle und wundreinigende Eigenschaften zugesprochen.

8 WUNDPFLEGE

83. Frage: Was ist ein Ablenkungsverband und wie wird er angelegt?

Ein Ablenkungsverband dient dazu, die Aufmerksamkeit von demenzbetroffenen Menschen mit einer Wunde – von der eigentlichen Wunde weg – umzuleiten. Denn Demenzerkrankte neigen dazu, sich Verbände zu entfernen und dann in den Wunden zu manipulieren.

Da zunächst alle Verbände entfernt werden, die im Armbereich und im Sichtbereich des Betroffenen liegen, ist es sinnvoll hier einen Ablenkungsverband anzulegen. Dabei werden elastische Mullbinden z. B. um die Unterarme des Patienten gewickelt und mit breiten Pflasterstreifen fixiert. Als Fixierung eignen sich z. b. Leukoplast® oder Fixiervlies (z. B. Fixomull® stretch) am besten, da diese Klebematerialen fest mit den Mullbinden verhaften und nur schwer bzw. gar nicht, ohne Zuhilfenahme einer Schere, entfernt werden können.

Der Demenzbetroffene widmet seine Aufmerksamkeit nun diesen Verbänden, um sie zu entfernen. Der Wundverband auf der eigentlichen Wunde, etwa am Unterschenkel, wird durch die Umlenkung der Aufmerksamkeit hoffentlich vergessen und nicht manipuliert.

84. Frage: Sind Patienten mit Wunden am Bein/den Beinen grundsätzlich als sturzgefährdet anzusehen?

Nicht jeder Patient mit einer Wunde am Bein oder den Beinen ist grundsätzlich als sturzgefährdet einzustufen.

Hier kommt es auf die Lage der Wunde, den Wundverband, die Standsicherheit des Patienten und zusätzliche Maßnahmen an, wie z. B. Kompressionsverbände.

Wichtig ist allerdings, auf die Beschaffung der nötigen Hilfsmittel zu achten, wie etwa einen Verbandschuh. Der Umgang mit dem Schuh, insbesondere das Laufen damit, muss mit dem Patienten geübt werden.

85. Frage: Auf was muss ich bei der Stumpfpflege nach einer frischen Amputation achten?

Bei einem frischen Stumpf ist es wichtig darauf zu achten, dass die Druckbelastung auf der Naht gering gehalten wird.

Nach Abheilung der Wunde muss der Stumpf täglich gereinigt und gepflegt werden. Zudem sollte er gewickelt werden, um ihm eine gute Form zu geben und so das Anpassen einer Prothese zu erleichtern. Einige Kliniken verwenden auch frühzeitig angepasste Silikon-Liner statt zu wickeln. Diese werden in steigenden Intervallen – begonnen mit 30 Minuten – angelegt.

Bei der Hautpflege ist darauf zu achten, dass keine Pflegeprodukte verwendet werden, die einen hohen Fettgehalt aufweisen. Zudem sollte kein Produkt mit einem hohen Gehalt an Urea (Harnstoff) verwendet werden, da sonst die Haut zu weich und somit nicht ausreichend belastungsstabil für eine Prothese wird.

86. Frage: Was passiert, wenn Zinkpaste in eine Wunde kommt?

Pasten verfügen über einen hohen Puderanteil. Kommt Zinkpaste mit dem Gewebe einer Wunde in Berührung, wird den Zellen durch das Puder die Feuchtigkeit entzogen. Es kommt damit zum Absterben der Zellen im Kontaktbereich.

Außerdem haftet Zinkpaste auf trockenen Wunden, was zu einer Abdeckung des Gewebes führt. Hierdurch werden die Zellen ebenfalls geschädigt, da die Zellatmung beeinträchtigt wird – ähnlich dem Aufbringen von reinen Fetten (z. B. als Salbe oder Öl) auf die Haut.

9 TUMORWUNDEN

87. Frage: Was sind die häufigsten Ursachen für Tumorwunden?

Zu den häufigsten Ursachen für die Entstehung einer Tumorwunde zählen:
- Primäre Hauttumore (z. B. Melanome, Basaliome)
- Schnelles und in das Gewebe infiltrierendes Tumorwachstum
- Tumorzerfall (Erreicht ein Tumor eine gewisse Größe, insbesondere bei einem sehr schnellen Wachstum, ist die Blutversorgung im Tumor nicht mehr ausreichend. Es kommt zu einem Absterben von Tumorgewebe, was einen Tumorzerfall und die Entstehung einer Wunde zur Folge hat).
- Verletzungen im Bereich des Tumors
- Entartung von Gewebe, z. b. bei Ulcus cruris
- Metastasenbildung

Zu den Tumorarten, die am häufigsten exulcerieren, zählen das Mamma-Karzinom, Plattenepithelkarzinome, Weichteiltumore/Sarkome, Hauttumore, T-Zell-Lymphome (z. B. Mycosis fungoides), Lymphmetastasen, Urotheltumore, Anal-/Rektalkarzinome, Speicheldrüsentumore.
   Insbesondere Tumore, die von Drüsengewebe ausgehen, neigen zur Exulceration.

88. Frage: Was sind die häufigsten auftretenden Probleme bei Patienten mit Tumorwunden?

Die häufigsten Probleme unter denen Patienten mit Tumorwunden leiden sind:
- Teilweise sehr starke Exsudation
- Tumorblutungen
- Wundinfektionen
- Geruch
- Schmerz
- Ernährungsdefizit
- Psychische Belastung

Tumorwunden lassen sich oft bei Menschen in Palliativsituationen finden, die zumeist nicht mehr kurativ behandelt werden können. Wichtig sind hierbei die Steigerung und die Erhaltung der Lebensqualität des Betroffenen. Die Wundheilung steht hierbei nicht im Vordergrund.

89. Frage: Was muss ich bei der Wundbehandlung von Tumorwunden beachten?

Bei der Wundversorgung von Tumorwunden ist es wichtig, mit äußerster Vorsicht vorzugehen, da:
- diese Wunden zu starken Blutungen neigen,
- das Tumorgewebe einerseits sehr brüchig und
- andererseits – durch das ausgeprägte Gefäßwachstum im Tumor selbst – stark durchblutet ist.

Ein Débridement sollte nur in Ausnahmefällen vorgenommen und sehr vorsichtig ausgeführt werden. Festhaftende Nekrosen sollten lieber belassen werden. Vor einem Débridement ist es ratsam den Gerinnungsstatus des Patienten zu bestimmen.

Spülungen von Tumorwunden dürfen keinesfalls mit hohem Druck erfolgen, da dies zu einer Verletzung des Gewebes und somit zu einer Tumorblutung führen kann.

Jede Verletzung des Tumorgewebes führt neben einer Blutung zur Vergrößerung der Wundoberfläche und bietet somit Keimen eine größere Eintrittspforte.

Einer der wichtigsten Aspekte ist die Infektionsprophylaxe und die Infektionsbehandlung, da jeder Wundinfekt aufgrund der schlechten Immunsituation des Patienten zu einer lebensbedrohlichen Situation führen kann. Hier ist es wichtig antiseptisch (z. B. mit Octenisept®, Serasept®), unter Berücksichtigung der Einwirkzeit, zu arbeiten und lieber frühzeitig silberhaltige Verbandstoffe oder bakterienbindende Fasern einzusetzen.

Ein gutes Exsudatmanagement ist wichtig, da Tumore teilweise zu sehr starker Exsudation neigen. Hier haben sich superabsorbierende Kompressen (siehe Frage 76) gut bewährt, die Polyacrylatgranulat enthalten und große Mengen an Flüssigkeit aufnehmen können. Zudem hat das Polyacrylatgranulat den Vorteil, dass es durch seine Bindungsfähigkeit von eiweißhaltigen Stoffen, wie z. B. Zelltrümmer oder Bakterien, für eine Reduzierung des Geruchs sorgt.

Der Schutz der Wundränder und der Wundumgebung bei Tumorwunden ist wichtig, da diese Areale sehr empfindlich sind und insbesondere durch Exsudat sehr schnell angegriffen werden können. Dies passiert schneller als bei intakten Hautbezirken, die in der Regel widerstandsfähiger sind. Gut zum Hautschutz eignen sich transparente Hautschutzfilme. Diese decken die Wundränder mit einem dünnen, durchsichtigen Film ab. So lassen sich die Wundränder immer noch gut beurteilen. Bei Verwendung von Zinkpaste besteht das Problem, dass die Wundränder undurchsichtig abdeckt und nicht mehr beurteilbar sind. Eine Rötung als erstes Zeichen für eine beginnende Wundinfektion kann dann nicht mehr erkannt werden. Zudem haften Pasten sehr stark, führen zur vollständigen Abdeckung der Haut und lassen sich nur schwer wieder entfernen, häufig nur unter starker Reibung, was zu einer Verletzung der empfindlichen, brüchigen Wundumgebung von Tumorwunden führen kann.

Jegliche Manipulationen in der Wunde sollten im Hinblick auf Blutungsneigung und Infektionsrisiko vermieden werden.

Bei der Versorgung von Tumorwunden sollte stets auf den Einsatz von nicht mit dem Wundgrund verklebende Verbandstoffe geachtet werden. Nach Möglichkeit ist jede Traumatisierung des Tumorgewebes zu vermeiden. Gut bewährt haben sich Wunddistanzgitter (z. B. Sorbion® Plus, Mepitel®). Diese lassen sich auch gut unter superabsorbierenden Kompressen verwenden, um ein Ankleben zu verhindern. Ebenfalls eignet sich die Verwendung eines kombinierten Verbandstoffes, wie z. B. Sorbion® Sana.

90. Frage: Was kann ich bei Tumorblutungen tun?

Tumorblutungen können verschiedene Ursachen haben. Zum einen kann ein invasives Tumorwachstum vorliegen, insbesondere auch in Blutgefäße infiltrierend, was zu Blutungen führt. Zusätzlich ist das Tumorgewebe sehr anfällig schon durch kleinste Verletzungen zu bluten, da es brüchig ist. Zudem sind viele Patienten aufgrund von Therapien wie Bestrahlung oder Chemotherapie in einem schlechten Allgemeinzustand. Ihre Gerinnung ist daher oft schlecht.

Primär hilft eine sanfte Kompression für 5–15 Minuten, um die Blutung physikalisch zu stoppen und die anlaufende Blutgerinnung zu unterstützen. Zu viele Kompressen oder gar Tücher wirken durch ihre Saugkraft eher blutungsfördernd als blutstillend.

Bei schwachen Tumorblutungen kann ein Alginat auf die Wunde aufgelegt werden. Aufgrund des hohen Anteils an Calcium im Alginat, kommt es zu einer hämostyptischen Wirkung durch die Aktivierung der Blutgerinnung. Das Alginat kann beim nächsten Verbandwechsel vorsichtig ausgespült werden, was einen atraumatischen Verbandwechsel ermöglicht.

Eine weitere Möglichkeit ist, eine mit Salbeitee getränkte Kompressen unter Kompression (max. für 10 Minuten) auf das blutende Areal aufzubringen. Salbei verfügt über eine adstringende (zusammenziehende) Wirkung auf die Blutgefäße. Zudem besitzt Salbei antibakterielle und antimykotische Eigenschaften.

Bei stärkeren Tumorblutungen besteht die Möglichkeit Hämostyptika (z. B. Tabotamp®) zu verwenden. Da diese mit der blutenden Stelle fest verkleben, sollte nicht versucht werden, diese wieder zu entfernen. Das würde zu neuen Blutungen führen.

Eine weitere Möglichkeit ist, adrenalingetränkte Kompressen (in der Verdünnung 1:10) unter Kompression auf die Blutungsquelle zu bringen. Adrenalin besitzt vasokonstritive (gefäßverengende) Eigenschaften.

Insbesondere bei exulcerierenden Tumoren im Bereich des Halses mit Nähe zur Arteria carotis oder in Nachbarschaft zu andere großen Gefäßen besteht die Gefahr des Verblutens. Sollte es zu starken Blutungen kommen, ist es ratsam dunkle Tücher bereitzulegen. Auf dunklen Stoffen ist Blut nicht so stark sichtbar, wie auf hellen bzw. weißen Materialien – der Patient wird so nicht zusätzlich durch den Anblick des vielen Blutes belastet und gestresst. Ebenso sollten, wann immer möglich, Sedativa bereitgehalten werden, um dem Patienten durch die beruhigende Wirkung die Panik zu nehmen.

91. Frage: Was kann ich bei riechenden Tumorwunden tun?

Die häufigste Ursache für übelriechende Tumorwunden ist – neben dem Vorhandensein von Exsudat und zerfallendem Tumorgewebe – die Besiedelung und Vermehrung von anaeroben Keimen.

- Die Geruchsbildung bei Tumorwunden lässt sich mit der Anwendung von kohlehaltigen Verbänden (siehe Frage 76) eindämmen. Dabei ist es bei der Anwendung von mehrschichtigen kohlehaltigen Verbänden wichtig, dass die Kohleschicht nicht auf die Wunde gelegt wird, sondern ähnlich einem Kohlefilter die obere, der Wunde abgewandte Schicht bildet. Nur so ist die Filterwirkung gegeben. Läge die Kohleseite direkt auf der Wunde, wäre sie zu schnell mit Exsudat durchfeuchtet und verlöre dadurch ihre Filterwirkung.
- Ggf. können auch Kohleverbände eingesetzt werden, die zusätzlich Silber enthalten (z. B. Vliwaktiv® Ag, Actisorb® silver), da dadurch eine Keimreduzierung auf der Tumorwunde und so eine Geruchsreduzierung erreicht wird.
- Eine 2%ige Chlorophyll-Lösung wirkt desodorierend, allerdings kann es unter der Anwendung zu einer Grünfärbung im Wundbereich kommen.
- Eine weitere Möglichkeit ist die Verwendung von Nilodor®. Hierbei handelt es sich um einen synthetisch hergestellten Geruchsbinder. Dieser darf nicht direkt in die Wunde gegeben werden, da es sich eigentlich um einen Geruchsbinder für Räumlichkeiten handelt. Er wird daher nur auf den geschlossenen Verband aufgebracht – wenige Tropfen sind ausreichend!
- Um eine weitere Geruchsreduktion zu erreichen, besteht die Möglichkeit den aufgebrachten Verband mit Folie oder einem Moltex zu verdecken und so den Geruch »einzuschließen«. Wichtig: Für die Fixierung ausschließlich hautfreundliches Pflaster verwenden!
- Eine kurzfristige Therapie mit Metronidazol-Lösung oder -Gel minimiert die Geruchsbildung durch das Abtöten der anaeroben Keime. Die Behandlung sollte 5–7 Tage betragen und kann bei Bedarf wiederholt werden. Die Geruchsreduktion bei Tumorwunden ist die einzige Indikation für eine lokale Anwendung von Antibiotika in der Wundbehandlung.
- Auch die Gabe von Clindamycin (z. B. Sobelin®) oral oder intravenös kann den Geruch vermindern.
- Eine zusätzliche Möglichkeit ist der Einsatz von Aromatherapie und ätherischen Ölen. Wichtig ist, darauf zu achten, dass im stationären Bereich – oder im häuslichen Bereich bei gleichzeitiger Sauerstofftherapie (Brandgefahr!) – nur elektrische Duftlampen verwendet werden dürfen.

- Kleine Einreibungen von Händen und Füßen mit wohlriechenden ätherischen Ölen eignen sich zur Entspannung. Der Patient kann danach an seinen Händen schnuppern, um sein Geruchsempfinden zu verbessern. Das trifft ebenso auf Waschungen mit in Wasser gelösten Ölen zu.
- Bei Aromatherapie, Einreibungen und Waschungen sollten frische Düfte wie z. B. Zitrone, Orange, Apfel, Lemongras verwendet werden, wobei natürlich die Vorlieben des Patienten zu beachten sind. Wichtig: Nicht mehrere Düfte gleichzeitig anwenden, da ein solcher Geruchsmix Übelkeit verursachen kann.
- Generell ist es wichtig, die Räumlichkeiten, in denen sich die Patienten aufhalten, regelmäßig großzügig zu lüften.

10 SCHMERZ

92. Frage: Warum ist eine regelmäßige Schmerzerfassung in der Wundversorgung wichtig?

Eine regelmäßige Schmerzerfassung bei einem Patienten mit einer chronischen Wunde kann wichtige Informationen über den Behandlungs- und Heilungsverlauf geben.
Wichtige zu erfassende Parameter sind dabei:
- Schmerzstärke (in Ruhe und Belastung)
- Schmerzqualität (Gibt evtl. Anhaltspunkte auf mögliche zusätzliche Krankheitserscheinungen wie Ischämie, Neuropathie, Entzündungsprozesse usw.?)
- Schmerzzeitpunkt (z. B. bei Abnahme des Verbandes, nach Anlage des Verbandes)
- Schmerzdauer (Wie lange halten die Schmerzen an?)
- Wie ist die Schmerzqualität in der Wunde selbst? Kann der genaue Schmerzort benannt werden? (z. B. Wundgebiet, Wundrand, Wundumgebung)
- Welche Empfindungen/Missempfindungen treten auf?
- Was verstärkt den Schmerz? Was wirkt schmerzlindernd?

93. Frage: Was sind mögliche Ursachen für Wundschmerzen? Wie lässt sich Wundschmerz unterscheiden?

Mögliche Ursachen und Unterscheidungen von Wundschmerzen sind:
- Operativer Schmerz: Entsteht zum Beispiel durch ein Débridement, also durch Eingriffe an der Wunde.
- Mechanischer Schmerz: Verursacht durch bewegungsbedingte Aktivität, z. B. Reibung/Rutschen des Verbandes, Anlagedruck des Verbandes.
- Hintergrundschmerz: Dieser ist kontinuierlich oder intermittierend und wird auch im Ruhezustand empfunden.
- Anfallsartiger Schmerz: Dieser Schmerz tritt bei alltäglichen Vorgängen auf, z. B. bei Mobilisation.

- Prozedualer Schmerz, auch anwendungsbedingter oder verfahrensbedingter Schmerz: Hierbei löst eine angewandte Prozedur den Schmerz aus, z. B. Verbandswechsel (Entfernen oder Anlegen des Verbandes), Wundreinigung.
- Infektionsbedingter Wundschmerz: Die in der Wunde vorhandenen Infektionserreger lösen eine Entzündungsreaktion aus, welcher die Ausschüttung von Entzündungsmediatoren folgt. Diese können durch eine direkte Stimulation peripherer Schmerzrezeptoren auslösen. Zudem entstehen durch die Gewebeschädigung und das Ödem zusätzlich Schmerzreize.
- Ischämieschmerz: Gewebsuntergang durch mangelnde Durchblutung, am heftigsten bei akuten Durchblutungsstörungen.
- Reperfusionsschmerz: Nach Verbesserung der Durchblutung (Bypass, PTA, Lyse) entstehender Schmerz vergesellschaftet mit Schwellung (vergleichbar mit dem Schmerz nach dem Anfassen eines Schneeballs).
- Achtung: Beim Reperfusionsschmerz darf ein drohendes Compartment-Syndrom nicht übersehen werden (Chirurg einbinden). Das Ödem der Muskulatur, die sich durch die Faszien nicht ausdehnen kann, komprimiert und schädigt die Gefäße, Nerven und das Gewebe von innen durch Druck. Ein Compartment-Syndrom muss operativ durch Spalten der Faszien behoben werden.

94. Frage: Was für Strategien zur Schmerzvermeidung in der Wundversorgung gibt es?

- Aufklärung und Miteinbeziehen des Betroffenen
- Bequeme Lagerung
- Vorsichtiges Lösen des Verbandes
- Kalte Spüllösungen vermeiden und nach Möglichkeit angewärmte Wundspüllösungen verwenden
- Spülungen nicht mit zu großem Druck durchführen
- Vorsichtiges Säubern der Wunde
- Unnötige Reize/Manipulationen vermeiden
- Vorsichtiges Débridement, ggf. unterstützend Lokalanästhesie (EMLA®), Kurznarkose
- Auskühlung/Austrocknung der Wunde vermeiden
- Ggf. Pausen einlegen

- Phasengerechte Wundversorgung
- Atraumatisch zu entfernende Verbandstoffe wählen
- Verband spannungsfrei aufbringen, Einschnürungen durch zu festes Anwickeln mit elastischen Binden vermeiden
- Ggf. Schmerzmittelgabe vor dem Verbandswechsel (hierbei den Wirkungseintritt des Schmerzmittels beachten)

95. Frage: Wie wirkt EMLA® Creme?

EMLA® ist ein Lokalanästhetikum, das die Wirkstoffe Procain und Lidocain enthält. Es wird für die Oberflächenanästhesie von Wunden vor einem Débridement oder zur Schmerzstillung eingesetzt. Dabei dringen die enthaltenen Lokalanästhetika mehrere Millimeter tief in die Gewebsschichten ein und führen zu einer Betäubung des Gewebes, die nach ca. 30 Minuten beginnt und bis zu sechs Stunden nachwirken kann.

96. Frage: Wann setze ich EMLA® ein?

EMLA® Creme eignet sich zur lokalen Anästhesie vor einem Débridement mit einem Skalpell, Ringkürette oder der ultraschallassistierten Wundreinigung.

Ebenso eignet es sich zur Unterstützung der Schmerztherapie bei starkem Wundschmerz, indem es auf die Wunde aufgebracht wird und erst nach der Einwirkzeit der eigentliche Wundverband angelegt wird.

97. Frage: Wie setze ich EMLA® Creme richtig ein?

EMLA® Creme sollte dick auf die Wunde und die Wundränder aufgetragen werden. Anschließend wird ein Folienverband aufgebracht und so eine Okklusion erreicht.

Die Einwirkzeit von EMLA® beträgt mindestens 30 Minuten, wobei nach einer Einwirkdauer von 45 Minuten eine bessere Anästhesie der Wunde erzielt ist.

Nach Ende der Einwirkzeit wird die Folie entfernt und die EMLA® Creme aus der Wunde und von den Wundrändern entfernt, sodass mit der Wundreinigung bzw. -behandlung begonnen werden kann.

11 PATIENTENVERHALTEN

98. Frage: Was müssen Patienten mit einem Diabetes mellitus bei der Fußpflege beachten?

Wichtig ist die Einhaltung der Diät und der Diabetestherapie. Die Fußpflege selbst sollte nur durch geschultes Personal, insbesondere Podologen durchgeführt werden.

Die Patienten sollen täglich ihre Füße inspizieren und dabei besonders auf rissige Hornhaut, Schwielen, Hühneraugen, Blasen, eingewachsene Fußnägel, kleine Verletzungen und Hautverfärbungen achten. Die Zehenzwischenräume müssen regelmäßig auf Fußpilz hin inspiziert werden. Ist der Betroffene nicht in der Lage, seine Füße zu kontrollieren, muss er sich Hilfe suchen. Zudem sollte er sich regelmäßig beim Hausarzt bzw. einem Diabetologen vorstellen.

Heiße Fußbäder sind unbedingt zu vermeiden (die Wassertemperatur soll maximal 38 °C betragen). Gleiches gilt für lange Fußbäder, da dadurch die Haut stark aufweicht und anfälliger für das Eindringen von Keimen wird.

Nach dem Waschen der Füße müssen diese gründlich abgetrocknet werden, besonders gründlich in den Zehenzwischenräumen.

Zudem ist eine sorgfältige Hautpflege der Füße mit ureahaltigen Pflegeprodukten (z. B. Atrac Tain®, Cutimed® ACUTE Pflegeschaum, Allpresan®) zu empfehlen.

Der Patient muss regelmäßig seine Schuhe überprüfen, um Beschädigungen zu bemerken. Die Schuhe dürfen keine Druckstellen hervorrufen, da diese zu Ulcerationen am Fuß führen können. Hier ist die Beratung eines Orthopädieschuhtechnikers wichtig, der den Fuß beurteilt und das geeignete Schuhwerk empfehlen kann.

Es gibt spezielle Diabetikersocken, die keine Nähte aufweisen, die wiederum zu Druckstellen führen könnten.

Bei der Entstehung eines Druckulcus am Fuß, ist es wichtig diese Stelle zu entlasten.

99. Frage: Warum ist es wichtig, Verhornungen an den Wundrändern abzutragen?

Verhornungen an den Wundrändern stören die Epithelisierung der Wunde, da die Epithelzellen erschwert in die Wund einwandern können. Zudem besteht durch die Hornschwielen ein höherer Druck auf die Wundrändern, was ebenfalls zu einer Beeinträchtigung der Wundheilung führt.

Verhornungen an den Wundrändern sind ein Zeichen dafür, dass im Bereich der Wunde keine adäquate Druckentlastung, z. B. durch einen Entlastungsschuh stattfindet.

Es ist deshalb wichtig und erforderlich, die Verhornungen an den Wundrändern regelmäßig abzutragen und für eine gute Druckentlastung zu sorgen.

100. Frage: Was müssen Patienten mit arteriellen Durchblutungsstörungen beachten?

- Patienten mit arteriellen Durchblutungsstörungen (bei einem KADI unter 0,6) dürfen keine Kompression erhalten.
- Sie sollten keine Socken mit einschnürendem Gummibund tragen, da dies zur Verschlechterung der Durchblutung führt.
- Die Beine sollten nicht hochgelagert werden (insbesondere nicht über Herzniveau), da es dadurch zu einer verstärkten Ischämiesituation in der Peripherie kommt.
- Die Patienten sollten darauf achten, Verletzungen zu vermeiden, da jede Verletzung ein hohes Infektionsrisiko mit der Gefahr des Verlustes des betroffenen Areals birgt.
- Die Fußpflege sollte nur von geschulten Personen, Podologen, durchgeführt werden.
- Um die Füße warm zu halten, sollten vorzugsweise Wollsocken getragen werden, die zugleich über ein gutes Mikroklima verfügen.
- Die Patienten sollen auf eine Schmerzveränderung, insbesondere eine Schmerzverschlimmerung achten, da verstärkte Schmerzen häufig ein Anzeichen für eine Verschlechterung der Durchblutungssituation sind. Zudem können Schmerzen Hinweis einer beginnende Wundinfektion

sein. Die für eine Infektion typische Rötung kann beim Gefäßpatienten weniger deutlich ausfallen.
- Es muss auf Verfärbungen insbesondere an den Zehen geachtet werden. Jede Veränderung ist umgehend dem Arzt mitzuteilen.
- Der Patient sollte keine Wärmflasche oder Heizdecke benutzen, da es zu Verbrennungen kommen kann. Aufgrund der schlechten Gefäßsituation ist nur eine minimale Temperaturregulation im Gewebe möglich.
- Regelmäßige Fußgymnastik bzw. ein protokolliertes Gehstreckentraining kann dazu beitragen, die aktuelle Situation zu erhalten, ggf. zu verbessern.
- Es sollte auf bequeme, nicht zu enge Schuhe geachtet werden, da jeder zu enge Schuh zu Verletzungen bzw. Druckstellen führen kann
- Auf lange Fußbäder ist zu verzichten, da die Feuchtigkeit zum Aufweichen der Haut und zu einer Auflockerung des Gewebes führt. Dadurch können Keime tiefer ins Gewebe vordringen.

LITERATUR

Blank, I. (2007): Wundversorgung und Verbandwechsel, 2. Auflage. Stuttgart: Kohlhammer.
Bostelaar, R. (Hrsg.) (2006): Wundmanagement in der Klinik. Hannover: Schlütersche.
Braunwarth, H.: http://www.coloplast.de/Wundversorgung/Evidenz/Documents/Poster_%20In%20vitro%20Untersuchung%20zur%20antimikrobiellen%20Wirkung%20von%20Silberionen%20und%20PHMB%20unter%20Eiweißbelastung_DGfW%20Kongress%202011.pdf, abgerufen am 10.07.2012
Bühler, E. (2006): Überleitungsmanagement und Integrierte Versorgung. Stuttgart: Kohlhammer.
Danzer, S. (2011): Chronische Wunden, 3. Auflage. Stuttgart: Kohlhammer.
Danzer, S. (2012): Wundbeurteilung und Wundbehandlung. Stuttgart: Kohlhammer.
Danzer, S.; Assenheimer, B. (2011): 100 Fragen zur Wundbehandlung, 4. Auflage. Hannover: Schlütersche.
Daumann, S. (2009): Wundmanagement und Wunddokumentation, 3. Auflage. Stuttgart: Kohlhammer.
Dissemond, J. (2005): Ulcus cruris – Genese, Diagnostik und Therapie. Bremen: Uni-med.
DNQP (2009): Expertenstandard Pflege von Menschen mit chronischen Wunden; Osnabrück.
Esch, M. (2005): Stomatherapie. Stuttgart: Kohlhammer.
Etzel, B.; König, P. (2007): Pflegediagnosen und Pflegestandards. Stuttgart: Kohlhammer.
Fuchs, A. (2005): Dekubitus. Stuttgart: Kohlhammer.
Gellert, K. (2003): Techniken zum Wundverschluss. Stuttgart: Thieme.
Gittler-Hebestreit, N. (2006): Pflegeberatung im Entlassmanagement. Hannover: Schlütersche.
Gordon, M. (Hrsg.) (2007): Pflegediagnosen. München: Urban & Fischer.
Harding, K.; Grey, J. (Hrsg.) (2008): Ärztliche Wundversorgung – Das ABC der Wundheilung. München: Urban & Fischer.
Hellmann, S.; Rößlein, R. (2007): Pflegepraktischer Umgang mit Dekubitus; Hannover: Schlütersche.
Heuwinkel-Otter, A./Nümann-Dulke, A./Matscheko, N. (Hrsg.) (2009): Menschen pflegen – Der Praxisbegleiter für Pflegeprofis. Heidelberg: Springer Verlag.

Kirchberg, D. (2006): Medizinproduktegesetz: Was Pflegende wissen müssen. Hannover: Schlütersche.
Kujath, P. (1997): Haut- und Weichteilinfektionen. Bremen: Uni-med.
Kunz, W. (2005): Gesetzessammlung für Pflegeberufe. Hannover: Brigitte Kunz.
Lippert, H. (Hrsg.) (2006): Wunde, Wundheilung und Wundbehandlung, 2. Auflage. Stuttgart: Thieme Verlag.
Meyne, K. (2003): Handbuch Arterielle Verschlusskrankheit. Hannover: Schlütersche Verlagsgesellschaft
Möllenhoff, H. (2005): Hygiene für Pflegeberufe. München: Urban & Fischer.
Panfil, E.-M., Schröder, G. (Hrsg.) (2010): Pflege von Menschen mit chronischen Wunden, 2. Auflage. Bern: Hans Huber
Protz, K. (2009): Moderne Wundversorgung, 5. Auflage. München: Urban & Fischer.
Protz, K.; Sellmer, W.; von Hallern, B. (2009): Wunde einfach – praktisch. Stade: Verlag für MEDIZINISCHE PUBLIKATIONEN.
Riepe, G. (2010): Wie viel Ketchup entfernen medizinische Wundauflagen? Jugend Forscht Regionalwettbewerb Koblenz
Seifert, M. (2002): Pflege von Diabetespatienten. Stuttgart: Kohlhammer.
Sellmer, W.; Bültemann, A.; Tigges, W. (2010): Wundfibel Wunden versorgen, behandeln, heilen, 2. Auflage. Medizinisch Wissenschaftliche Verlagsgesellschaft.
Steuert, M.; Ertelt, G.; Stahlhacke, M. (2005): Hygiene in der Pflege. Stuttgart: Kohlhammer.
Stoll-Salzer, E.; Wiesinger, G. (2004): Stomatherapie. Stuttgart: Thieme.
Tschichoflos, U. (2007): Grundlagen des Pflegerechts. Stuttgart: Kohlhammer.
Vasel-Biergans, A., Probst W. (2010): Wundauflagen für die Kitteltasche, 3. Auflage Wissenschaftliche Verlagsgesellschaft mbH.
Vasel-Biergans, A. ; Probst, W. (2011): Wundversorgung für die Pflege, 2. Auflage. Wissenschaftliche Verlagsgesellschaft mbH, Stuttgart.
Voggenreiter, G.; Dold, C. (2009): Wundtherapie, 2. Auflage. Stuttgart: Thieme.
Weigert, J. (2005): Hygienemanagement und Infektionsprophylaxe. Hannover: Schlütersche.
Weigert, J. (2006): 100 Fehler bei der Umsetzung der Hygiene in Pflegeeinrichtungen und was Sie dagegen tun können. Hannover: Schlütersche.
Wild, T.; Auböck, J. (Hrsg.) (2007): Manual der Wundheilung – chirurgisch-dermatologischer Leitfaden der modernen Wundbehandlung. Wien: Springer Verlag.

NÜTZLICHE ADRESSEN IM INTERNET

www.puclas.ugent.be/puclas/d/
www.wunduhr.de
www.werner-sellmer.de
www.wundzentrum-hamburg.de
www.icwunden.de

REGISTER

Ablenkungsverband 71
Aktivkohle-Wundauflagen 57
Alginate 57
Alter 20
Amputation 72
Analbereich 14, 50
Analfalte 14, 15
Antibiotika 49
Antimykotikum 50
Aromatherapie 77
Artefaktwunde 10
Assessment
–, wundspezifisches 27
Auslitern 32
Autoimmunerkrankung 24
Autoimmunerkrankungen 15

Bewegungsmangel 21
Biofilm 37, 38
Blutstillung 18

Chemotherapie 37
Chronische Wunden 10
Chronisch venösen Insuffizienz (CVI) 25
Cortisol 20
Cortison 25
CREST-Syndrom 16

Débridement 38, 41, 42
–, autolytisches 43
–, chirurgisches 42
Demenz 21
Dermatitis bullosa 14

Dermatitis erythematodes 14
Dermatitis gangraenosa 14
Diabetes mellitus 83
Diabetisches Fußsyndrom 11, 22
Disperserelektrode 46
Druck 22
Druckentlastung 22
Durchblutungsstörungen 12
–, arterielle 84

Eiter 32
Eiweiß 50
Eiweißbedarf 50
Eiweißfehler 38, 39
Elektrotherapie 46
Epithelisierungsphase 19
Ernährungszustand 20
Expertenstandard 27, 47
Exsudat 25
Exsudation 25
Exsudationsphase 18

Feuchtigkeitsläsion 15
Fibrin 32
Fibrinbeläge 68
Flüssigkeitszustand 20
Folienverbände 49, 58
Fremdkörper 20
Früherythem 14
Fußbäder 49
Fußpflege 83

Gangrän 17
Gelierender Schaumverband 58

Gerinnungsstatus 74
Geruchsbildung 77
Geruchsbinder 77
Gleichstrom 46
Granulationsphase 18
Granulationsreiz 68
Grunderkrankungen 22

Hämostase 18, 24
Hauttumore 73
Hautzustand 22
Homecare-Unternehmen 55
Honig 70
Hydrofaser 59
Hydrogel 49
Hydrogele (Tube) 60
Hydrogel-Wundauflagen 59
Hydrokapillarverband 60
Hydrokolloid 49, 61
Hydrophobe Faser 61
Hydropolymerverbände 62

Immunstatus 21
Immunsystem 24
Infektion 32, 35
Infektionsbehandlung 74
Infektionsprophylaxe 74
Infektionszeichen 36
Ischämie 36

Kapillaraktivität 70
Keimbesiedelung 35
Keloid 26
Kollagen 70
Kollagenprodukte 69
Kolonisation 35
–, kritische 35

Komplikationen 23
Kompressionsklassen (KKL) 52
Kompressionsstrümpfe 53
Kompressionssysteme 53
Kompressionstherapie 10, 53
Kontamination 35
Kurzzugbinden 53

Läsion
–, prätibiale 12
Lebensqualität 74
Leukopenie 37
Leukozyten 37
Leukozytose 37

Malnutrition 37
Mangelernährung 20
Manipulation 10, 21
Medikamente 22
Mehrlagenkompression 53, 54
Metallimplantate 20, 25
Multimorbidität 20
Muskelpumpe 51
Mykose 13, 50

Nahrungsergänzungen 21
Narbenhypertrophie 26
Narbenkontraktur 26
Nekrosen 42
Neuropathie 36
Neuropathieformen 11

Öl
–, ätherisch 78

Pasten 50
Patientenverhalten 83

Periphere arterielle Verschluss-
  krankheit (pAVK) 13, 36, 49
Polyurethan-Schaumverbände
–, offenporig 62
Proteasehemmende Matrix 63
Prothese 72
Puder 72
Pyoderma gangraenosum 15

Reifungsphase 19
Rötung 36

Sakralbereich 50
Salbeitee 76
Scharfer Löffel 42
Schaumkompressen 62
Schaumverbände 62, 67, 69
Schmerz 20, 36, 79
Schmerzerfassung 79
Schmerzvermeidung 80
Schutzverband 48
Sehne
–, freiliegend 49
Silber-Aktivkohle-Auflagen 64
Silberauflage 65
Silberhaltige Wundauflagen 67
Situation
–, psychosoziale 22
Sklerodermie 15
Spül-Saug-Kompresse 65
Spülung 43
Stauungsödeme 25
Strahlenschäden 13
Stumpfpflege 72
Sturzgefährdung 71
Superabsorbierende Kompresse 66

Therapie
–, immunsuppresive 24
Therapiestrumpfsysteme 53
Transparenter Hydroaktiv-Verband
  67
Transsudat 25
Tumorarten 73
Tumorblutungen 75
Tumorwunden 73
Tumorzerfall 73

Überleitung 47
Überwärmung 36
Ulcus cruris arteriosum 11
Ulcus cruris venosum 10, 53
Urea 72

Vakuumtherapie 44
Varizen 51
Vaskulitis 15
Venenwand 51
Verbandschuh 71
Verbandstoffe 56
Verhornungen 84

Wundauflagen 56
Wundbehandlung 41
Wundbeurteilung 27
Wunddistanzgitter 49
–, hydroaktiv 64
Wunddokumentation 34
Wunden
–, chronisch 10
Wundgaze/-tülle 63
Wundheilung 18
–, gestört 23

Wundheilungsphasen
–, physiologische 18
Wundheilungsstörungen
–, postoperativ 12
Wundinfektion 35
Wundreiniger
–, enzymatische 43
Wundruhe 24

Wundschmerzen 69, 79
Wundschrittmacher 46
Wundspüllösungen 43

Zellaktivität 20
Zellteilungsrate 20
Zinkpaste 72, 75
zytotoxisch 39

Susanne Danzer | Bernd Assenheimer

100 Fragen zur Wundbehandlung

4., aktualisierte Auflage

Brigitte Kunz Verlag – Pflege Leicht
2012. 64 Seiten, 14,8 x 21,0 cm, kartoniert
ISBN 978-3-89993-775-6
€ 9,95
Auch als E-Book erhältlich.

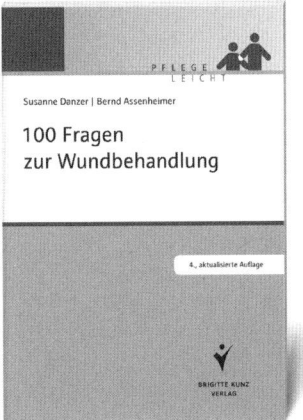

Die erfolgreiche Wundbehandlung fordert von allen, die daran beteiligt sind, ein aktuelles Wissen auf hohem Niveau – und das bei einem nahezu unüberschaubaren Angebot an Lokaltherapeutika und Maßnahmen.

Kurz und prägnant bietet die 4. Auflage dieses Buches Hilfestellung und Rat für Pflegekräfte, die bei der Wundbehandlung beteiligt sind. Das Buch ist ein unverzichtbarer Ratgeber bei der täglichen Arbeit mit chronischen Wunden.

»Susanne Danzer und Bernd Assenheimer geben einen guten Überblick zum Thema Wundversorgung. Nur wer genau weiß, was er tut, kann zur eigenen und zur Zufriedenheit des Patienten handeln.«

Wundmanagement

www.buecher.schluetersche.de
Änderungen vorbehalten.

BRIGITTE KUNZ VERLAG

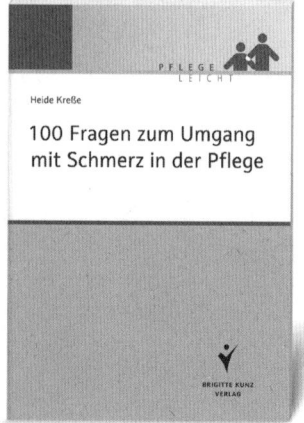

Heide Kreße

100 Fragen zum Umgang mit Schmerz in der Pflege

Brigitte Kunz Verlag – Pflege Leicht
2011. 96 Seiten, 14,8 x 21,0 cm, kartoniert
ISBN 978-3-89993-771-8
€ 9,95

Auch als E-Book erhältlich.

Pflegekräfte können zwar keine Schmerztherapie verordnen, aber sie können das Schmerzproblem ihrer Patienten/Bewohner beeinflussen. In diesem Buch finden sich 100 wichtige Fragen und ihre ebenso wichtigen Antworten, zum Beispiel: Was muss ich über Schmerzmedikamente und ihre Wirkungen wissen? Wie sieht die Schmerztherapie bei demenzkranken Menschen aus?

Dieses Buch sensibilisiert für das Thema Schmerz und die pflegerischen Handlungsmöglichkeiten in der Schmerztherapie. Es entstand aus der praktischen Arbeit und bietet sich als Nachschlagewerk für die Ausbildung und die tägliche Praxis an.

»Man kann sich einzelne Fragen von Interesse rauspicken. Es macht aber auch Spaß, die systematisch geordneten 100 Fragen von Anfang bis Ende durchzulesen. Ein sehr guter Überblick zum Thema ist damit garantiert.«
Kinderkrankenschwester

www.buecher.schluetersche.de
Änderungen vorbehalten.

BRIGITTE KUNZ VERLAG

Kay Peter Röpke

Prophylaxen für die Pflegepraxis

Das Wichtigste auf einen Blick

2., aktualisierte Auflage

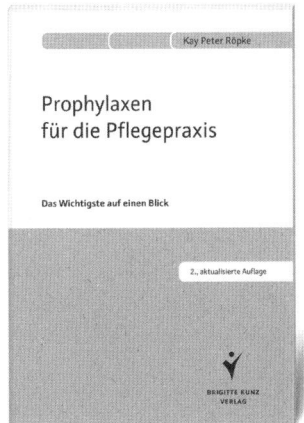

Brigitte Kunz Verlag
2012. 100 Seiten, 16 Abbildungen
14,8 x 21,0 cm, kartoniert
ISBN 978-3-89993-787-9
€ 9,95

Auch als E-Book erhältlich.

- Prophylaxen – endlich kurz und bündig für die tägliche Arbeit
- Das praktische Wissen für alle Pflegekräfte
- Ideal zum Berufseinstieg und zur Auffrischung

Der Taschenratgeber in Sachen Prophylaxen! »A« wie »Aspiration« bis »U« wie »Ulcus«, kompakt aufbereitet, leicht verständlich und unverzichtbar für den Alltag in der Pflege.
Um Erkrankungen oder schädlichen Ereignissen vorzubeugen, muss man natürlich wissen, wie diese entstehen, wo Gefahren drohen, wer besonders gefährdet ist – und vor allem, was zu tun ist.

Dieser Ratgeber erläutert jede Prophylaxe kurz und prägnant anhand von vier Fragen:
Welche Gefährdungen gibt es?
Wer ist besonders gefährdet?
Was sind die Risikofaktoren?
Welche Maßnahmen der Prophylaxe gibt es?

Alle Prophylaxen sind alphabetisch sortiert, um das Nachschlagen zu erleichtern. So hilft der Ratgeber schnell, kompetent und fachlich korrekt zu handeln.

www.buecher.schluetersche.de
Änderungen vorbehalten.

BRIGITTE KUNZ VERLAG

Johann Weigert

100 Tipps für die Qualitätssicherung in der stationären und ambulanten Pflege

2., aktualisierte Auflage

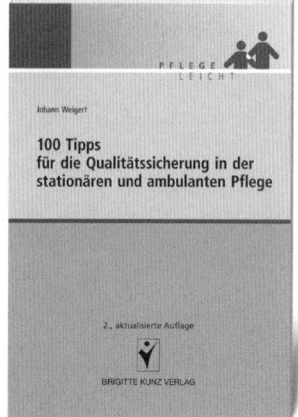

Brigitte Kunz Verlag – Pflege Leicht
2010. 140 Seiten
14,8 x 21,0 cm, kartoniert
ISBN 978-3-89993-486-1
€ 12,95

Auch als E-Book erhältlich.

- Praxisnahe Tipps für eine nachhaltige Qualitätssicherung
- Nachschlagewerk für Pflegekräfte und alle Mitarbeiter einer Einrichtung
- Das Wichtigste kurz und knapp

Mit diesen 100 Tipps verfügen Mitarbeiter aus allen Arbeitsbereichen (Soziale Betreuung, Küche, Hauswirtschaft, Wäscherei, Haustechnik und Pflegedienst) über eine gemeinsame Basis. Das fördert die Zusammenarbeit, stärkt die Innovationsfreude und sorgt für einen kontinuierlichen Verbesserungsprozess im Sinne eines nachhaltigen Qualitätsmanagementsystems.

100 Tipps für die Qualitätssicherung – das sind 100 gute Gründe für den Erfolg einer Einrichtung.

www.buecher.schluetersche.de
Änderungen vorbehalten.

BRIGITTE KUNZ VERLAG